Bircher-Benner Diätbücher

Gesund und schlank

Handbuch für Gewichtsprobleme, Adipositas und Anorexie

Diätanleitungen
zur Verhütung und Therapie
mit Rezeptteil,
eingehende Ratschläge
und ausgearbeiteter Kurplan
aus einem ärztlichen Zentrum
modernster Heilkunst

Dr. med. Andres Bircher
und Mitarbeitende des
Bircher-Benner Zentrums
Lilli Bircher, Pascal Bircher
Anne-Cécile Bircher

EDITION BIRCHER-BENNER
CH-8784 BRAUNWALD

Bircher-Benner Diätbücher

1. Handbuch für Multiple Sklerose-Kranke und andere neurodegenerative Leiden
2. Handbuch für Leber- und Gallenkranke
3. Handbuch für die Familie und das gesunde Kind
4. Handbuch für Frischsäfte, Rohkost und Früchtespeisen
5. Handbuch zur Steigerung der Abwehrkräfte und gegen Infektionskrankheiten
6. Handbuch für Bergsteiger und für den Sport
7. Handbuch für Diabetiker
8. Handbuch zur Verhütung und unterstützenden Therapie der Lungenkrankheiten
9. Essensfreude ohne Kochsalz
10. Handbuch für Rheuma- und Arthritiskranke
11. Handbuch für Männer mit Prostataleiden
12. Handbuch für Nieren- und Blasenkranke
13. Handbuch für Venenleiden
14. Handbuch für Magen- und Darmkranke
15. Handbuch für die Ernährung in Schwangerschaft und Stillzeit
16. Handbuch für Frauenleiden und die Wechseljahre
17. Handbuch zur Verhütung und Begleitenden Therapie der Krebskrankheit
18. Handbuch für Kopfschmerzen und Migräne
19. Handbuch für Bluthochdruck, Herz- und Arteriosklerosekranke
20. Handbuch zur Überwindung von Angst und Depression
21. Handbuch für Hautkranke und Hautempfindliche
22. Handbuch für Stresskranke
23. Handbuch für Allergiekranke
24. Handbuch zur Verhütung von Demenz und Alzheimerkrankheit
25. Handbuch zur inneren Behandlung der Augenkrankheiten
26. Handbuch Gesund und schlank, zur Heilung von Gewichtsproblemen, Adipositas und Untergewicht

Die Ergebnisse weltweiter Forschung sind in diesen Handbüchern ebenso berücksichtigt, wie die über 100-jährige Entwicklung ärztlicher Kunst und Erfahrung in der bekannten Bircher-Benner Klinik. Der Leser spürt auf Schritt und Tritt die hilfreiche Art des kundigen Arztes.

15. völlig neu bearbeitete Auflage, 2020

info@bircher-benner.com www.bircher-benner.com

Buchbestellungen: edition@bircher-benner.com

Printed in Germany

Einbandentwurf: Kösel Media GmbH, Krugzell
Gesamtherstellung: Kösel, Krugzell

Inhalt

Vorwort

Diesem Buch liegt ein grosses Erfahrungsgut zu Grunde in der Behandlung von Patienten, die an Übergewicht, Adipositas oder Untergewicht, an Anorexia nervosa und Essstörungen leiden. Die Erhaltung der schlanken Körperform ist nicht nur eine Frage der Ästhetik. Sie ist in erster Linie eine Frage der Gesundheit. Ein Mensch in voller Gesundheit bewahrt bis ins hohe Alter seine ihm von der Natur gegebene harmonische Form, ohne abnormen Fettansatz, ohne schlaffes, gedunsenes Gewebe, ohne knotige Ablagerungen unter der Haut, landläufig als „Zellulitis“ bezeichnet und ohne Krampfadern. Die Muskeln bleiben elastisch, die Haltung aufrecht, der Gang fliessend, leicht und frei und die Haut bleibt warm und wohldurchblutet.

Was äusserlich sichtbar wird, geschieht auch im Innern. Durch die allgemein verbreitete Fehlernährung ist der Stoffwechsel massiv überlastet. Degenerativ veränderte Eiweisse (Amyloide) oxydierte Lipide und andere degenerativ veränderte Substanzen, sowie Toxine welche anaerobe Bakterien einer pathologischen Darmflora bilden und die der Stoffwechsel nicht bewältigen und entgiften kann, lagern sich in die Zwischenzellsubstanz des zarten Bindegewebes ein, in die „Matrix“, die den ganzen Körper durchdringt und die durch die Lymphe gereinigt und drainiert wird. Die Matrix ist gleichzeitig unser Grundregulationssystem, das alle Organe, den ganzen Körper durchdringt. Sie ist der Ort, wo der Stoffaustausch zwischen den Zellen, den Blutkapillaren und den Nervenendigungen stattfindet.

Wird die Matrix durch die Schlacken eines überlasteten Stoffwechsels angefüllt, wird der Stoffaustausch und der Fluss biologischer Information allmählich und immer mehr beeinträchtigt. Die feinen Strukturen und Organe werden durch Übersäuerung und oxydativen Stress geschädigt, so dass degenerative Vorgänge und vorzeitige Alterung Überhand nehmen.

Häufige hohe Blutzuckerspiegel durch eine Ernährung mit viel Zucker, Brot, Teigwaren, Gebäck aus Auszugsmehl, schädigen die innerste Auskleidung der Gefässe (Endothel). Diese feine Zellschicht reguliert den Bau und die Elastizität der ganzen Gefässwand[1]. Durch ihre Schädigung durch häufige hohe Blutzuckerspiegel verlieren die Blutgefässe ihre Elastizität, es kommt zu Bluthochdruck und zu Krampfadern.

Um die Kapillaren, welche in die Matrix der Arterienwände eingelagert sind, um diese zu durchbluten, lagern sich Schlackenstoffe ein und entzünden sich. Oxydiertes Cholesterin, Amyloide und Kalk lagert sich ein. In diese Weise beginnt oft schon in jungen Jahren die Arteriosklerose. Als Folge erleiden die Menschen Immer früher und häufiger die Katastrophe eines Herzinfarkts oder eines Hirnschlags.

Stark oxydierende Stoffwechselschlacken (reactive oxygen species, R.O.S.) erzeugen in den Geweben gefährliche Spaltprodukte, so genannte „freie Radikale“. Diese sind so reaktiv, dass sie die Erbsubstanz (DNA) spalten können, so dass

Genmutationen entstehen, die gesunde Zellen in Krebszellen umwandeln. Zudem schädigen sie Eiweisse, so dass diese unlöslich werden und sich als Amyloide niederschlagen. Geschieht dies in der Matrix des Gehirns, so entsteht die Alzheimerkrankheit. Greifen sie die fettlöslichen Strukturen der Nervenbahnen an (Myelin), so entsteht die multiple Sklerose oder es ein andere neurodegenerative Krankheiten. Greifen sie die Netzhaut und die Linse der Augen an, so entsteht der graue Star (Katarakt) und später im Leben die Erblindung durch die Makuladegeneration.

Stoffwechselschlacken erzeugen die Zuckerkrankheit, die fettige Degeneration der Leber (Fettleber) und schädigen die Nieren. So bewirkt die Fehlernährung nicht nur Gewichtsprobleme, sondern eine allgemeine vorzeitiger Alterung. Leiden wir an Adipositas so verkürzt sich auf diese Weise die Lebenserwartung um durchschnittlich rund 20 Jahre[2].

Reines Fasten und kalorienreduzierte Reduktionsdiäten können die oben beschriebene Stoffwechselschäden und die bereits entstandenen Gewebsschäden nicht beheben. Darum können die Patienten nach rein kalorisch gestalteter Reduktionsdiät zu 80 bis 90 % das erreichte, tiefere Gewicht nicht halten[3]. Ganz anders wirkt die in diesem Buch beschriebene Gewichtsreduktionsdiät mit vegetabiler Frischkost, Frischsäften, Pflanzenmilch und fester Rohkost. Sie bewirkt eine zuverlässige und nachhaltige Gewichtsreduktion über Monate bis hin zum Idealgewicht, da sie die Stoffwechselstörungen und die pathologischen Einlagerungen abbaut. Diese Diät ist bekömmlich. Obschon kalorisch reduziert, empfindet man keinen Hunger, da sie alle Substanzen, die wir benötigen in idealem Verhältnis enthält, so dass von nichts zu viel und von nichts zu wenig enthalten ist, mit Ausnahme des Vitamins B12, das ergänzt werden muss. Ihr hohes biologisches Energiepotential ist für die Patienten deutlich spürbar, wie auch der tiefgreifende Heilungsprozess, den sie in Gang setzt.

Appetit und Körpergewicht werden durch ein äusserst komplexes hormonelles System reguliert, das auf Appetitzentren im Hypothalamus des Zwischenhirns einwirkt. Die Hormone werden teils durch die Zellen des Fettgewebes, teils im Verdauungstrakt, in den Inselzellen der Bauchspeicheldrüse und in der Muskulatur gebildet.

Der Zustand des Milieus im Verdauungstrakt und dem Ökosystem der Bakterienflora beeinflussen bei dieser Diät die hormonelle Regulation rasch und damit das Appetitverhalten, den Energiehaushalt und das Körpergewicht nachhaltig. Ein krankes enterales Milieu ist dagegen nicht im Stande, die Appetit- und Gewichtsregulation zu gewährleisten.

Je nach dem Grad des Übergewichts entsteht eine Resistenz gegen die Hormone, welche den Appetit und den Energieverbrauch regulieren, besonders gegen Leptin und Insulin. Diese wirken auf das Appetitzentrum im Hypothalamus des Gehirns. Bei Übergewicht entsteht eine Resistenz gegen diese Hormone, so dass der Appetit trotz übermässiger Nahrungszufuhr nicht mehr gebremst wird und kein Sättigungsgefühl mehr entsteht, bis endlich die Überfüllung des Magens Halt gebietet. Auch die Muskulatur erzeugt Hormone, welche das Körpergewicht regulieren. Diese bauen besonders das Fettgewebe der Bauchdecke und der inneren Organe ab. Bei Bewegungsmangel werden sie zu wenig gebildet. So entsteht die Stammfettsucht durch Einlagerung von Fettgewebe in die Eingeweide und die Bauchdecke. Mindestens eine Stunde täglichen Wanderns sind nötig, um dies zu verhindern.

Übergewichtige Menschen leiden sehr unter kränkenden Vorurteilen anderer. Oft werden sie in der Schule, im Beruf und im Privatleben in mancher Hinsicht benachteiligt und durch Ungerechtigkeiten gekränkt, so dass das Selbstwertgefühl und der Lebensmut leiden. Enorme seelische Schäden können dadurch entstehen, die nur durch eine konsequente, anhaltende Reduktion des Körpergewichts und viel Verständnis im therapeutischen Gespräch geheilt werden können.

Noch ist das komplexe System der Regulation des Körpergewichtes wissenschaftlich nicht restlos aufgeklärt. Bei Menschen, die von ihrer Konstitution her zu mager sind, ohne krank zu sein, obschon sie reichlich Appetit haben und viel essen, ist die hormonelle Regulation des Appetitverhaltens in typischer Weise verändert und wieder ganz anders als bei der Anorexia nervosa.

Menschen mit konstitutioneller Magersucht haben oft manche kalorienreiche Mastdiäten hinter sich, ohne Erfolg. Bei ihnen wirken die regulierenden Hormone paradox. Die Gründe sind wissenschaftlich nicht restlos geklärt. Bei Mastdiäten verlieren sie Gewicht, statt zuzunehmen. Unsere jahrzehntelange Erfahrung zeigt aber, dass Menschen mit konstitutioneller Magersucht gerade durch die vegetabile Frischkostdiät an Gewicht zunehmen, bis hin zum Idealgewicht. Dies weist darauf hin, dass die vegetabile Frischkostdiät sowohl bei Übergewicht, als auch bei Anorexie die gestörte hormonelle Regulation für das Appetitverhalten und das Körpergewicht positiv beeinflusst.

Auch bei Essstörungen, wie Heisshungerattacken (Bing eating), Anorexia nervosa und Bulimie ist dies der Fall. Heisshungeranfälle sind die Folge einer, bezogen auf das biologische System, falsch zusammengesetzten Ernährung mit rasch verdaulichen Kohlenhydraten. Jeder rasch und hoch ansteigende Blutzuckerspiegel wird nach jeder Essattacke mit einer sehr hohen Insulinausschüttung beantwortet, die zur Unterzuckerung führt und damit zur nächsten Heisshungerattacke. Die vegetabile Vollwertkost mit hohem Anteil an vegetabiler Frischkost (Rohkost), lässt das Insulin nur langsam ansteigen. Darum behebt sie Heisshungeranfälle und Essattacken zuverlässig.

Menschen, die an Anorexia nervosa leiden, nehmen diese Art der Vollwertkost gerne an und sind dankbar, da sich ihr quälendes Völlegefühl und die Bulimieattacken rasch bessern. Da die seelischen Ursachen sehr tief liegen, kann die Heilung aber nur gelingen, wenn, gleichzeitig mit der Diät, in therapeutischer Arbeit, die meist in der ganz frühen Kindheit wurzelnden seelischen Traumen, angegangen werden, so dass sie ins Bewusstsein gelangen und die Patientinnen in der Lage sind, das Essverhalten zu korrigieren.

Die hormonelle Regulation ist bei der Anorexia nervosa massiv gestört und zwar in ganz besonderer Weise. Bekanntlich können akute Krisen sehr gefährlich sein, so dass sie oft nur in einem therapeutischen Klinikaufenthalt bewältigt werden können, wo die intensive seelische Betreuung, die Diät und die Lebensordnungen gleichzeitig angegangen werden. Leider ist aber das Wissen um die Bedeutung des diätetischen Teils der Therapie dieser Krankheit in den meisten spezialisierten Kliniken noch nicht genügend vorhanden.

Auch für ältere Menschen kann ein starker Gewichtsverlust, eine Anorexie, bedrohlich sein. Auch bei ihnen zeigt die hormonelle Störung ein typisches Muster, jedoch wieder ganz anders als bei der Anorexia nervosa oder einer konstitutionellen Magerkeit. Ein starker Gewichtsverlust im Alter entsteht, wenn nicht durch eine chronische Krankheit, wie zum Beispiel Krebs bedingt, in der Regel durch degenerative Veränderungen im Milieu des Verdauungstraktes da die Vollwertigkeit der Ernährung vernachlässigt wurde. Auszehrende Krankheiten wie chronische Infektionen und Krebs führen zu enormer Schwäche und einem grossen Gewichtsverlust (Kachexie), der durch Mastdiäten nicht zu beheben ist. Gerade auch in solchen Situationen ist die vegetabile Vollwertkost mit hohem Anteil an vegetabiler Frischkost (Rohkost) von grosser Hilfe.

Dieses Buch dient einer umfassenden Therapie, die sich nicht gegen Symptome, sondern gegen die Krankheitsursachen richtet. Es vermittelt sowohl die bis heute bekannten wissenschaftlichen Grundlagen über die Probleme der Regulation von Appetit, Energiehaushalt und Körpergewicht und die Krankheiten, die daraus folgen. Es enthält die praktische Anleitung zur diätetischen Therapie von Anorexie und Übergewicht.

Die Patienten, die während über 100 Jahren an der berühmten Bircher-Benner Klinik in Zürich, heute medizinisches Zentrum in Braunwald, durch unsere vegetabile Frischkostdiät, durch neue Lebensordnung und unsere sorgsame seelische Betreuung geheilt worden sind, waren unsere grössten Lehrmeister. Dem Kranken und seinen Angehörigen gibt dieses Buch alles nötige Wissen und praktische Anleitung in die Hand, um diese Probleme des Körpergewichts und Essverhaltens erfolgreich und dauerhaft zu heilen. Dem behandelnden Arzt ist dieses Buch eine bedeutende Hilfe bei der Anleitung und Führung seiner Patienten.

Das Körpergewicht

Die Beurteilung des Körpergewichts

Heute verwendet man hierzu den BMI = „bodymass index". Er errechnet sich aus dem Körpergewicht in kg geteilt durch die Körpergrösse im Quadrat: kg/cm²

Gewichtsklassifikation bei Erwachsenen anhand des BMI (nach WHO, Stand 2008)[4]:

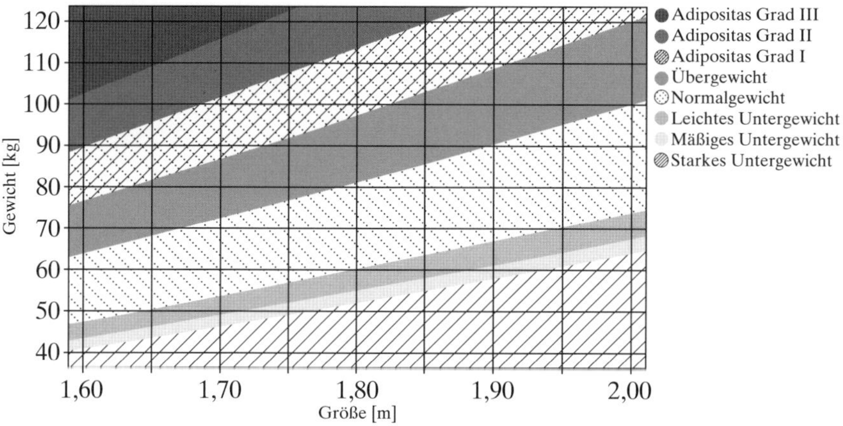

Die Gewichtsklassen in Abhängigkeit von Körpermasse und Körpergrösse (nach nebenstehenden BMI-Angaben)

Kategorie	BMI (kg/m²)	Körpergewicht
Starkes Untergewicht	< 16	Untergewicht
Mässiges Untergewicht	< 16,0 – < 17,0	
Leichtes Untergewicht	< 17,0 – < 18,5	
Normalgewicht	< 18,5 – < 25,0	Normalgewicht
Präadipositas	< 25,0 – < 30,0	Übergewicht
Adipositas Grad I	< 30,0 – < 35,0	Adipositas
Adipositas Grad II	< 35,0 – < 40,0	
Adipositas Grad III	< 0,0 – ≥ 40	

Der BMI ist eine grobe Vereinfachung, da er weder das Geschlecht, noch den Körperbau, noch das Alter berücksichtigt. Wir empfehlen Ihnen, sich statt dessen an den folgenden Tabellen für das Idealgewicht zu orientieren.

Tabellen zum Idealgewicht

Als Idealgewicht gilt allgemein dasjenige, bei welchem die Lebenserwartung am höchsten ist.

Das Idealgewicht erwachsener Männer

Tabelle Ia: Idealgewicht Erwachsener MÄNNER
Idealgewicht in Kilogramm, 25 Jahre und älter

Grösse cm	leichter Knochenbau	mittelschwerer Knochenbau	schwerer Knochenbau
154	48,5–52,2	51,3–56,2	54,9–61,7
155	49,1–52,7	51,8–56,9	55,4–62,2
156	49,6–53,2	52,3–57,6	56,0–62,8
157	50,2–53,8	52,9–58,3	56,5–63,3
158	50,7–54,3	53,4–58,9	57,0–64,0
159	51,2–54,9	53,9–59,4	57,6–64,7
160	51,8–55,4	54,5–59,9	58,1–65,5
161	52,3–55,9	55,0–60,5	58,7–66,2
162	52,9–56,5	55,6–61,0	59,2–66,9
163	53,4–57,2	56,1–61,7	59,7–67,6
164	53,9–57,9	56,6–62,4	60,3–68,3
165	54,5–58,6	57,2–63,1	60,9–69,1
166	55,2–59,3	57,9–63,8	61,6–70,0
167	55,7–60,0	58,7–64,6	62,3–70,9
168	56,6–60,7	59,4–65,4	63,1–71,8
169	57,4–61,4	60,1–66,3	64,0–72,7
170	58,1–62,2	60,8–67,1	64,9–73,5
171	58,8–62,9	61,5–67,9	65,6–74,2
172	59,5–63,9	62,2–68,6	66,3–74,9
173	60,2–64,4	62,9–69,3	67,0–75,6
174	60,9–65,3	63,7–70,0	67,7–76,4
175	61,9–66,2	64,4–70,8	68,4–77,1
176	62,4–66,9	65,1–71,6	69,2–78,0
177	63,1–67,9	65,8–72,5	69,9–78,9

Grösse cm	leichter Knochenbau	mittelschwerer Knochenbau	schwerer Knochenbau
178	63,8–68,3	66,5–73,4	70,7–79,8
179	64,5–69,0	67,2–74,3	71,6–80,7
180	65,2–69,8	67,9–75,2	72,5–81,6
181	65,9–70,5	68,7–76,1	73,2–82,5
182	66,6–71,2	69,4–77,0	73,9–83,4
183	69,4–72,0	70,1–77,9	74,7–84,2
184	68,1–72,9	70,8–78,8	75,6–85,1
185	68,8–73,8	71,5–79,7	76,5–86,0
186	69,5–74,5	72,4–80,6	77,4–86,9
187	70,2–75,2	73,3–81,5	78,3–87,8
188	70,9–75,9	74,2–82,4	79,1–88,7
189	71,6–76,6	75,1–83,3	79,8–89,6
190	72,4–77,3	76,0–84,1	80,5–90,5
191	73,1–78,1	76,9–85,0	81,2–91,4
192	73,8–78,8	77,8–85,9	82,0–92,3

abgeändert nach Statistical Bulletin, Bd. 40 (1959) der Metropolitan Life Insurance Company
Idealgewicht: Gewicht mit der höchsten Lebenserwartung

Das Idealgewicht erwachsener Frauen

Tabelle Ib: Idealgewicht Erwachsener FRAUEN
Idealgewicht in Kilogramm, 25 Jahre und älter

Grösse cm	leichter Knochenbau	mittelschwerer Knochenbau	schwerer Knochenbau
144	40,5 – 43,3	42,3 – 47,4	45,9 – 52,8
145	40,8 – 43,9	42,6 – 47,9	46,3 – 53,4
146	41,2 – 44,4	43,0 – 48,5	46,7 – 53,9
147	41,5 – 44,9	43,6 – 49,0	47,2 – 54,4
148	41,9 – 45,5	44,1 – 49,5	47,7 – 55,0
149	42,4 – 46,0	44,6 – 50,1	48,3 – 55,5
150	42,9 – 46,5	45,2 – 50,6	48,8 – 56,1
151	43,4 – 47,1	45,7 – 51,1	49,3 – 56,6
152	43,9 – 47,6	46,2 – 51,8	49,8 – 57,1
153	44,5 – 48,1	46,7 – 52,2	50,4 – 57,6
154	45,0 – 48,7	47,3 – 52,8	50,9 – 58,2
155	45,6 – 49,2	47,8 – 53,3	51,5 – 58,7
156	46,1 – 49,7	48,4 – 53,8	52,0 – 59,3

Grösse cm	leichter Knochenbau	mittelschwerer Knochenbau	schwerer Knochenbau
157	46,7 – 50,3	48,9 – 54,5	52,5 – 60,0
158	47,2 – 50,8	49,5 – 55,3	53,1 – 60,7
159	47,7 – 51,4	50,0 – 56,0	53,7 – 61,4
160	48,3 – 51,9	50,5 – 56,7	54,4 – 62,2
161	48,8 – 52,4	51,1 – 57,4	55,2 – 62,9
162	49,3 – 53,1	51,8 – 58,3	55,8 – 63,6
163	49,9 – 53,8	52,5 – 59,2	56,6 – 64,3
164	50,5 – 54,5	53,2 – 60,0	57,3 – 65,0
165	51,2 – 55,3	53,9 – 60,7	58,0 – 65,7
166	51,9 – 56,0	54,6 – 61,4	58,7 – 66,4
167	52,6 – 56,7	55,3 – 62,1	59,4 – 67,1
168	53,3 – 57,4	56,0 – 62,8	60,1 – 67,8
169	54,0 – 58,1	56,8 – 63,6	60,8 – 68,6
170	54,8 – 58,8	57,5 – 64,3	61,6 – 69,3
171	55,5 – 59,5	58,2 – 65,0	62,3 – 70,0
172	56,2 – 60,4	58,9 – 65,7	63,0 – 70,8
173	56,9 – 61,3	59,6 – 66,3	63,7 – 71,7
174	57,6 – 62,1	60,3 – 67,1	64,4 – 72,6
175	58,3 – 62,9	61,0 – 67,8	65,1 – 73,5
176	59,0 – 63,6	61,8 – 68,6	65,8 – 74,4
177	59,8 – 64,3	62,5 – 69,3	66,6 – 75,3
178	60,5 – 65,0	63,2 – 70,0	67,3 – 76,2
179	61,2 – 65,7	63,9 – 70,7	68,0 – 77,1
180	61,9 – 66,4	64,6 – 71,4	68,7 – 78,0
181	62,6 – 67,1	65,3 – 72,1	69,4 – 78,9

abgeändert nach Statistical Bulletin, Bd. 40 (1959) der Metropolitan Life Insurance Company
Idealgewicht: Gewicht mit der höchsten Lebenserwartung

Das Gewicht, das bei der Diätbehandlung anzustreben ist (Sollgewicht)

Gewichtstabelle für Kinder

Sollgewichte. Grösse, Gewicht (ohne Kleider und Schuhe), Alter

KNABEN Tabelle II

cm	5 Jahre kg	6 Jahre kg	7 Jahre kg	8 Jahre kg	9 Jahre kg	10 Jahre kg	11 Jahre kg	12 Jahre kg	13 Jahre kg	14 Jahre kg
96,52	15,42	15,42								
99,06	15,87	85,17								
101,60	16,33	16,33								
104,14	17,24	17,24	17,24							
106,68	17,69	17.69	17,69	17,69						
109,22	18,60	18,60	18,60	18,60						
111,76	19,96	19,96	19,96	19,96						
114,30	20,86	20,86	20,86	20,86	20,86					
116,84	21,32	21,77	21,77	21,77	21,77					
119,38	22,23	22,68	22,68	22,68	22,68	22,68				
121,92		23,59	24,04	24,04	24,04	24,04				
124,46		24,95	24,95	24,95	24,95	24,95	24,95			
127,00		25,85	26,31	26,31	26,31	26,31	26,31	26,31		
129,54			27,67	27,67	27,67	27,67	27,67	27,67		
132,08			28,57	29,03	29,03	29,03	29,03	29,03	29,03	
134,62			29,93	30,39	30,39	30,39	30,39	30,84	30,84	
137,17				31,75	31,75	31,75	31,75	32,20	32,20	32,66
139,70				32,66	32,66	33,11	33,11	33,57	33,57	33,57
142,24				34,02	34,47	34,93	34,93	34,93	35,38	35,38
144,78					35,83	36,29	36,74	36,74	37,19	37,65
147,32					37,65	38,00	38,00	38,56	38,56	39,01
149,86						39,46	39,92	40,37	40,37	40,82
152,40						41,28	41,73	41,73	42,18	42,64
154,94							43,08	43,54	44,00	44,91

cm	5 Jahre kg	6 Jahre kg	7 Jahre kg	8 Jahre kg	9 Jahre kg	10 Jahre kg	11 Jahre kg	12 Jahre kg	13 Jahre kg	14 Jahre kg
157,48							45,36	45,81	46,26	46,72
160,02							47,63	48,08	48,53	48,99
162,56								49,44	50,35	51,26
165,10								51,71	53,07	53,52
167,64									53,97	55,34
170,18									56,25	58,06
172,72										60,78
175,26										62,14
177,80										64,86
180,34										67,13
182,88										
185,42										
187,96										

Gewichtstabellen nach R. M. Wilder. A Primer for Diabetic Patients.
W. B. Saunders Company, Philadelphia.

MÄDCHEN Tabelle III

cm	5 Jahre kg	6 Jahre kg	7 Jahre kg	8 Jahre kg	9 Jahre kg	10 Jahre kg	11 Jahre kg	12 Jahre kg	13 Jahre kg	14 Jahre kg
96,52	14,97	14,97								
99,06	15,42	15,42								
101,60	16,33	16,33	16,33							
104,14	16,78	16,78	16,78							
106,68	17,69	17,69	17,69							
109,22	18,60	18,60	18,60	18,60						
111,76	19,05	19,05	19,05	19,05						
114,30	20,41	20,41	20,41	20,41						
116,84	21,32	21,32	21,32	21,77	21,77					
119,38	22,23	22,68	22,68	22,68	22,68	22,68				
121,92		23,59	23,59	23,59	23,59	24,04	24,04			
124,46		24,49	24,49	24,95	24,95	25,40	25,40			
127,00		25,40	25,40	25,85	26,31	26,76	27,67	28,12		
129,54			26,76	27,22	27,67	27,67	28,57	29,48		
132,08			28,57	29,03	29,03	29,03	29,48	30,39		

cm	5 Jahre kg	6 Jahre kg	7 Jahre kg	8 Jahre kg	9 Jahre kg	10 Jahre kg	11 Jahre kg	12 Jahre kg	13 Jahre kg	14 Jahre kg
134,62			29,93	30,39	30,39	30,84	30,84	31,30	32,20	
137,16				31,30	31,75	31,75	32,20	32,20	33,11	
139,70				32,66	33,57	33,57	33,57	34,02	34,93	35,38
142,24					34,47	35,38	35,38	35,83	36,74	37,65
144,78					36,32	37,19	37,19	37,19	38,00	39,92
147,32						38,00	39,01	39,01	39,92	42,18
149,86						39,46	40,82	40,82	41,73	43,54
152,40						41,27	43,08	43,08	44,00	45,81
154,94							44,91	45,36	45,81	47,63
157,48							47,17	47,63	48,08	49,44
160,02								49,90	49,90	50,80
162,56								51,71	52,16	53,07
165,10								53,52	54,43	54,88
167,64									56,25	56,25
170,18									58,06	58,97
172,72									59,42	60,33
175,26										61,24
177,80										61,69
180,34										62,60

Gewichtstabellen nach R.M. Wilder. A Primer for Diabetic Patients.
W.B. Saunders Company, Philadelphia.

Gewichtstabelle für Männer Tabelle IV

Sollgewichte. Grösse, Gewicht (ohne Kleider und Schuhe), Alter

cm	157	160	162	165	168	170	173	175	178	180	183	185
Alter	kg	kg	kg	kg	kg	kg	kg	kg	kg	kg	kg	kg
15	50,8	52,2	53,5	55,3	57,1	58,9	60,8	62,6	64,4	66,7	68,9	71,2
16	51,7	53,1	54,4	56,2	58,1	59,9	61,7	63,5	65,3	67,6	69,8	72,1
17	52,6	53,9	55,4	57,1	58,9	60,8	62,1	64,4	66,2	68,5	70,8	73,1
18	53,5	54,9	56,2	58,1	59,9	61,7	63,5	65,3	67,1	69,4	71,7	73,9
19	54,4	55,8	57,1	58,9	60,8	62,6	64,4	66,2	68,1	70,3	72,6	74,8
20	55,4	56,7	58,1	59,9	61,7	63,5	65,3	67,1	68,9	70,8	73,1	75,3
21	55,8	57,1	58,9	60,8	62,6	63,9	65,8	67,6	69,4	71,2	73,5	75,7

cm	157	160	162	165	168	170	173	175	178	180	183	185
Alter	**kg**	**kg**	**kg**	**kg**	**kg**	**kg**	**kg**	**kg**	**kg**	**kg**	**kg**	**kg**
22	56,2	57,6	59,4	61,2	63,1	64,4	66,2	68,1	69,8	71,7	73,9	76,2
23	56,7	58,1	59,9	61,7	63,5	64,9	66,7	68,5	70,3	72,1	74,4	76,6
24	57,1	58,5	60,3	62,1	63,9	65,3	67,1	68,9	70,8	72,6	74,8	77,6
25	57,1	58,5	60,3	62,1	63,9	65,7	67,6	69,4	71,2	73,5	75,7	78,5
26	57,6	58,9	60,8	62,6	64,4	66,2	68,1	69,8	71,7	73,9	76,2	78,9
27	58,1	59,4	60,8	62,6	64,4	66,2	68,1	69,8	71,7	73,9	76,6	79,4
28	58,5	59,9	61,2	63,1	64,9	66,7	68,4	70,3	72,1	74,4	77,1	79,8
29	58,9	60,3	61,7	63,5	65,3	67,1	68,9	70,8	72,6	74,8	77,6	80,3
30	58,9	60,3	61,7	63,5	65,3	67,1	68,9	70,7	73,0	75,3	78,0	80,7
31	59,4	60,8	62,1	63,9	65,8	67,6	69,4	71,2	73,5	75,7	78,5	81,2
32	59,4	60,8	62,1	63,9	65,8	67,6	69,8	71,7	73,9	76,2	78,9	81,6
33	59,4	60,8	62,1	63,9	65,8	67,6	69,8	72,1	74,4	76,7	79,4	82,1
34	59,9	61,2	62,6	64,4	66,2	68,0	70,3	72,6	74,8	77,1	79,8	82,5
35	59,9	61,2	62,6	64,4	66,2	68,0	70,3	72,6	74,8	77,1	79,8	82,5
36	60,3	61,7	63,1	64,8	66,7	68,5	70,8	73,0	75,3	77,6	80,3	83,0
37	60,3	61,7	63,5	65,3	67,1	68,9	71,2	73,5	75,7	78,0	80,7	83,5
38	60,8	62,1	63,5	65,3	67,1	68,9	71,2	73,5	75,7	78,5	81,2	83,9
39	60,8	62,1	63,5	65,3	67,1	68,9	71,2	73,5	75,7	78,5	81,2	83,9
40	61,2	62,6	63,9	65,8	67,6	69,4	71,7	73,9	76,2	78,9	81,6	84,4
41	61,2	62,6	63,9	65,8	67,6	69,4	71,7	73,9	76,2	78,9	81,6	84,4
42	61,7	63,1	64,4	66,2	68,1	69,8	72,1	74,4	76,7	79,4	82,1	84,8
43	61,7	63,1	64,4	66,2	68,1	69,8	72,1	74,4	76,7	79,4	82,1	84,8
44	62,1	63,5	64,9	66,7	68,5	70,3	72,6	74,8	77,1	79,8	82,5	85,3
45	62,1	63,5	64,9	66,7	68,5	70,3	72,6	74,8	77,1	79,8	82,5	85,3
46	62,6	63,9	65,3	67,1	68,9	70,8	73,0	75,3	77,6	80,3	83,0	85,7
47	62,6	63,9	65,3	67,1	68,9	70,8	73,0	75,3	77,6	80,3	83,0	86,2
48	62,6	63,9	65,3	67,1	68,9	70,8	73,0	75,3	77,6	80,3	83,0	86,2
49	62,6	63,9	65,3	67,1	68,9	70,8	73,0	75,3	77,6	80,3	83,0	86,2
50	62,6	63,9	65,3	67,1	68,9	70,8	73,0	75,3	77,6	80,3	83,0	86,2
51	63,0	64,4	65,8	67,6	69,4	71,2	73,5	75,7	78,0	80,7	83,5	86,6
52	63,0	64,4	65,8	67,6	69,4	71,2	73,5	75,7	78,0	80,7	83,5	86,6
53	63,0	64,4	65,8	67,6	69,4	71,2	73,5	75,7	78,0	80,7	83,5	86,6
54	63,0	64,4	65,8	67,6	69,4	71,7	73,9	76,2	78,5	80,7	83,5	86,6
>55	63,0	64,4	65,8	67,6	69,4	171,7	73,9	76,2	78,5	80,7	83,5	86,6

Gewichtstabelle für Frauen Tabelle V

Sollgewichte. Grösse, Gewicht (ohne Kleider und Schuhe), Alter

cm	152	155	157	160	162	165	168	170	173	175	178	180
Alter	**kg**	**kg**	**kg**	**kg**	**kg**	**kg**	**kg**	**kg**	**kg**	**kg**	**kg**	**kg**
15	45,8	46,7	47,6	48,1	48,5	49,4	50,8	52,2	53,5	55,3	57,1	58,9
16	46,3	47,2	48,1	48,9	49,4	50,3	51,7	53,1	54,4	56,2	58,1	59,9
17	46,7	47,6	48,5	49,4	50,3	51,3	52,6	53,9	55,3	56,7	58,5	60,3
18	47,2	48,1	48,9	49,9	50,8	51,7	53,1	54,4	55,8	57,1	58,9	60,8
19	47,6	48,5	49,4	50,3	51,3	52,5	53,5	54,9	56,2	57,6	59,4	61,2
20	48,1	48,9	49,9	50,8	51,7	52,6	53,9	55,3	56,7	58,1	59,9	61,1
21	48,5	49,4	50,3	51,3	52,2	53,1	54,4	55,8	57,1	58,5	60,3	62,7
22	48,5	49,4	50,3	51,3	52,2	53,1	54,4	55,8	57,1	58,5	60,3	62,1
23	48,9	49,9	50,8	51,7	52,6	53,5	54,9	56,2	57,6	58,9	60,8	62,6
24	49,4	50,3	51,3	52,2	53,1	53,9	54,9	56,2	57,6	58,9	60,8	62,6
25	49,4	50,3	51,3	52,2	53,1	53,9	54,9	56,2	58,1	59,4	61,2	63,1
26	49,9	50,8	51,7	52,6	53,5	54,4	55,3	56,7	58,1	59,4	61,2	63,1
27	49,9	50,8	51,7	52,6	53,5	54,4	55,3	56,7	58,5	59,9	61,7	63,5
28	50,3	51,3	52,2	53,1	53,9	54,8	55,8	57,1	58,9	60,3	62,1	63,9
29	50,3	51,3	52,2	53,1	53,9	54,8	55,8	57,1	58,9	60,3	62,1	63,9
30	50,8	51,7	52,6	53,5	54,4	55,3	56,2	57,6	59,4	60,8	62,6	64,4
31	51,3	52,2	53,1	53,9	54,9	55,8	56,7	58,1	59,9	61,2	63,1	64,9
32	51,3	52,2	53,1	53,9	54,9	55,8	56,7	58,1	59,9	61,7	63,5	65,3
33	51,7	52,6	53,5	54,4	55,3	56,2	57,1	58,5	60,3	62,1	63,9	65,8
34	52,2	53,1	53,9	54,9	55,8	56,7	57,6	58,9	60,8	62,6	64,4	66,2
35	52,2	53,1	53,9	54,9	55,8	56,7	57,6	58,9	60,8	62,6	64,4	66,2
36	52,6	53,5	54,4	55,3	56,2	57,1	58,1	59,4	61,2	63,1	64,9	66,7
37	52,6	53,5	54,4	55,3	56,2	57,1	58,5	59,9	61,7	63,5	65,3	67,1
38	53,1	53,9	54,8	55,8	56,7	57,6	58,9	60,3	62,1	63,9	65,8	67,6
39	53,5	54,4	55.3	56,2	57,1	58,1	59,4	60,8	62,6	64,4	66,2	68,1
40	53,9	54,9	55,8	56,7	57,6	58,5	59,9	61,2	62,6	64,4	66,2	68,1
41	54,4	55,3	56,2	57,1	58,1	58,9	60,3	61,7	63,1	64,9	66,7	68,5
42	54,4	55,3	56,2	57,1	58,1	58,9	60,3	61,7	63,1	64,9	66,7	68,5
43	54,9	55,8	56,7	57,6	58,5	59,4	60,8	62,1	63,5	65,3	67,1	68,9
44	55,3	56,2	57,1	58,1	58,9	59,9	61,2	62,6	63,9	65,8	67,6	69,4
45	55,3	56,2	57,1	58,1	58,9	59,9	61,2	62,6	63,9	65,8	67,6	69,4
46	55,8	56,6	57,6	58,5	59,4	60,3	61,7	63,1	64,4	66,2	68,1	69,8
47	55,8	56,6	57,6	58,5	59,4	60,3	61,7	63,1	64,4	66,2	68,5	70,3

cm	152	155	157	160	162	165	168	170	173	175	178	180
Alter	**kg**	**kg**	**kg**	**kg**	**kg**	**kg**	**kg**	**kg**	**kg**	**kg**	**kg**	**kg**
48	56,2	57,1	58,1	58,9	59,9	60,8	62,1	63,5	64,9	66,7	68,9	70,7
49	56,2	57,1	58,1	58,9	59,9	60,8	62,1	63,5	64,9	66,7	68,9	70,8
50	56,7	57,6	58,5	59,4	60,3	61,2	62,6	63,9	65,3	67,1	68,9	70,8
51	56,7	57,6	58,5	59,4	60,3	61,2	62,6	63,9	65,3	67,1	68,9	71,2
52	56,7	57,6	58,5	59,4	60,3	61,2	62,6	63,9	65,3	67,1	68,9	71,2
53	56,7	57,6	58,5	59,4	60,3	61,2	62,6	63,9	65,3	67,1	68,9	71,2
54	56,7	57,6	58,5	59,4	60,3	61,2	62,6	63,9	65,3	67,1	69,4	71,7
>55	56,7	57,6	58,5	59,4	60,3	61,2	62,6	63,9	65,3	67,1	69,4	71,7

Die Bedeutung des Körpergewichts für die Gesundheit und die Lebenserwartung, verschiedene Formen des Übergewichts

Entscheidend für das Risiko einer Herz-Kreislaufkrankheit ist nicht allein der Bodymassindex des Körpergewichts, sondern das Muster der Verteilung des Fettgewebes. Zu viel Fettgewebe in den Bauchdecken und in den Eingeweiden („Apfeltyp" der Adipositas) beeinflusst den Fett- und Kohlenhydratstoffwechsel (Zuckerstoffwechsel) besonders ungünstig und gilt als wesentlicher Indikator des so genannten „metabolischen Syndroms" mit hoher Gefährdung für Bluthochdruck, Diabetes mellitus und Herz-Kreislaufkrankheiten durch Arteriosklerose. Als etwas weniger riskant gilt der Ansatz von Fettgewebe an den Hüften und Oberschenkeln (so genannter „Birnentyp" der Adipositas).

Der Bauchumfang an der Taille

Er ist leicht zu messen und dient der Beurteilung der Fettverteilung. Je nach der Quelle[5,6] besteht bei grösserem Bauchumfang ein erhöhtes Risiko für Herz-Kreislaufkrankheiten und Diabetes

Normwerte für zu grossen Bauchumfang (je nach Körpergrösse)

Für Frauen:
Bei einem Bauchumfang ab 80–99 cm.

Für Männer:
Bei einem Bauchumfang ab 94–102 cm.

Die neurobiologische Steuerung von Appetit, Energieverbrauch, Hormonspiegel und Wachstum

Dieses Kapitel soll einen Einblick geben in die Komplexität dieser Regulation. Es kann nicht erwartet werden, dass man alles, was hier beschrieben wird, ganz versteht. Der Einblick in diese komplexen Regulationsmechanismus ist aber wichtig, denn er zeigt, wie subtil diese Regulationen sind und wie gut sie beim Gesunden aufeinander abgestimmt sind und wie wichtig die Ernährung und die Lebensordnung für die Gesundheit sind.

Die Sättigung

Das Empfinden satt zu sein zeigt, dass genügend Nahrung aufgenommen wurde und die Mahlzeit beendet werden kann. Es entsteht durch einen komplexen Regulationsvorgang, der noch nicht vollständig erforscht ist. Dabei spielt der Thalamuskern des Zwischenhirns eine zentrale Rolle. Er wird durch viele äussere und innere Reize beeinflusst und vermittelt das Sättigungsempfinden in unser Bewusstsein. Im vorderen und mittleren Anteil des Thalamus liegt das Sättigungszentrum und im seitlichen Anteil ein Hungerzentrum. Beide Zentren sind gleichzeitig aktiv. Man nahm an, dass diese beiden Zentren als Gegenspieler wirken. Dies hat sich aber nicht bestätigt. Heute spricht man von einem „orexischen Netzwerk“, das die Nahrungsaufnahme kontrolliert[7].

Die ersten Sättigungsimpulse gehen vom Magen aus. Sobald die Magenwand sich durch die Nahrung ausdehnt, melden dies Mechanorezeptoren der Magenwand zum Hypothalamus. Doch bewirkt dies kein Sättigungsempfinden. In der Darmwand und der Leber befinden sich Chemorezeptoren. Diese melden das Ankommen verschiedener Nahrungsstoffe und reduzieren das Empfinden, von Hunger. Für das Sättigungsempfinden ist beides notwendig, die Dehnung der Magenwand und die Aktivierung der Chemorezeptoren. Wird eine kleine Menge sehr konzentrierter, kalorienreicher Nahrung gegessen, so reagieren wohl die Chemorezeptoren, nicht jedoch die Dehnungsrezeptoren des Magens und das Empfinden satt zu sein bleibt aus, so dass die Mahlzeit nicht beendet wird. So geschieht es bei der allgemein verbreiteten Fehlernährung und ist dies einer der Gründe für die Überernährung und das Übergewicht der Menschen. Chemorezeptoren für Eiweisse reagieren empfindlicher als diejenigen für Kohlenhydrate und Fette. Bei der allgemein verbreiteten Fehlernährung mit Mangel an „Balaststoffen“ wird der Magen zu einem schlaffen Sack, so dass er den physiologischen Dehnungsreiz nur ungenügend vermitteln kann.

Mit dem Einsetzen der Verdauung werden im Darm mehrere Hormone freigesetzt, die teilweise über Nervenbahnen, teils über das Blut Sättigungssignale zum Gehirn senden. Die Blutzuckerkonzentration und die Hormone Insulin, Cholezystokinin, Leptin sind dabei wichtig. Erst wenn der Hypothalamus eine Vielzahl von Sättigungsreizen erhält, reagiert er mit der Ausschüttung von appetitzügelnden Substanzen, unter denen das Serotonin wegen seiner Stimmungsaufhellenden Wirkung bekannt ist. Noch weiss man nicht, wie viele Faktoren am Sättigungsmechanismus tatsächlich beteiligt sind; einige Hormone sind möglicherweise noch gar nicht bekannt[8]. Sind wir kalten Temperaturen ausgesetzt, so steigt der Bedarf an Nahrungsenergie[9]. Deutlich wird der Appetit durch Geschmacks- und Geruchsreize angeregt[10,11].

Auch wenn die meisten Resultate aus Tierversuchen stammen, so geben molekularbiologische und neurobiologische Forschungen doch einen immer besseren Einblick in die komplexe Regulation der Nahrungsaufnahme und des Energieverbrauchs.
Man erhält einen Einblick in einen komplexen Regelkreis, an welchem eine Vielzahl von Hormonen und der Thalamuskern des Zwischenhirns beteiligt sind. Diese komplexe Regulation versagt, sobald ein gewisses Mass an Übergewicht entstanden ist, da dann eine Resistenz gegen die meisten der beteiligten Hormone entsteht. Viel wird darüber diskutiert, wie es zu dieser Resistenz kommt, die auch den Diabetes des Typs 2 erzeugt, da die Zellmembranen gegen das Hormon Insulin resistent werden. Die wahrscheinlichste Hypothese ist diejenige, dass die Verschlackung der molekularen Strukturen der Zwischenzellsubstanz (Matrix) durch Substanzen, welche der Stoffwechsel nicht bewältigen kann, diese Resistenz erzeugt. Wie bei Diabetes Typ 2 und bei Adipositas der Insulinspiegel erhöht ist, aber das Insulin an den Transportern in den Zellmembranen nicht genügend wirken kann, so ist auch das Leptin bei Adipositas vermehrt im Blut vorhanden, kann aber am Appetitzentrum im Thalamus seine Wirkung nicht mehr genügend entfalten.

Hormone, welche die Sättigung und den Energiehaushalt regulieren

Das Leptin

Leptin wird von den Fettzellen ausgeschieden, und zwar kontinuierlich und nicht erst bei der Nahrungsaufnahme. Je mehr Fettgewebe vorhanden ist und je mehr gespeichertes Fett im Körper ist, desto höher ist die Leptinkonzentration im Blut. Es informiert das zentrale Nervensystem darüber, ob ein anhaltender Hungerzustand besteht und hemmt das Hungergefühl langfristig. Leptin ist nicht entscheidend für das momentane Sättigungsempfinden. Zwar bewirkt ein genetisch bedingter Leptinmangel ständigen Hunger, aber ein hoher Leptinspiegel allein hemmt nicht den Appetit. Leptin gilt als Langzeitregulator für den Appetit. Es soll vor allem den spontan gewählten Abstand der Mahlzeiten beeinflussen. Dies bedeutet, dass adipöse Menschen wesentlich öfter Appetit empfinden als Normalgewichtige und darum zum Naschen neigen. Bei Übergewicht entsteht eine Leptinresistenz[12], was bedeutet, dass bei hohen Leptinspiegeln im Blut der Appetit nicht gehemmt wird, so dass man, je höher das Körpergewicht ist, desto mehr Appetit hat. Mangelt Leptin oder dessen Wirkung wegen der Resistenz, so vermehrt sich besonders das braune Fettgewebe in der Bauchdecke und den Eingeweiden[13]. Leptin stimuliert in der Hypophyse die Sekretion des Ganodotropin stimulierenden Hormons (GnRH). Deshalb neigen adipöse Frauen eher zur Bildung von Zysten in den Eierstöcken (polyzystische Ovarien)[14]. Leptin senkt die Synthese von Serotonin und seine Freisetzung in den Neuronen (Nervenzellen) des Hirnstamms. Je höher der Leptinspiegel wird, desto tiefer der Serotoninspiegel und deprimierter die Gemütslage[15].

Das Insulin

Insulin wird in der Bauchspeicheldrüse gebildet. Alle Zellmembranen des Körpers enthalten ein Transportsystem für Glukose (Glucosetransporter (GLUT, SLC2A). Dieser wird durch das Hormon Insulin aktiviert, damit Traubenzucker (Glukose) in die Zellen eindringen kann. Ein hoher Blutzuckerspiegel entspricht einem hohen Insulinspiegel und ist ein Sättigungsreiz für den Hypothalamus. Im Hypothalamus und der Leber gibt es Glukosesensoren. Dem Insulin wird eine ähnliche, den Fettaufbau hemmende Wirkung zugeschrieben, wie dem Leptin. Je grösser das Übergewicht ist, desto höher ist der Insulinspiegel[16]. Insulin regt die Fettzellen zur Ausschüttung von Leptin an[17].

Folgende vier Hormone werden in der Darmwand und in den Langerhanschen Inseln der Bauchspeicheldrüse gebildet: PYY, GLP-1, Oxyntomodulin und Cholezystokinin:

Cholezystokinin

Kommt Nahrung in den Dünndarm, so schüttet er Cholzystokinin aus. Dieses bewirkt, dass sich die Gallenblase entleert und die Galle für die Fettverdauung in den Dünndarm ausschütet. Es bewirkt aber auch eine Ausschüttung von Verdauungsenzymen aus der Bauchspeicheldrüse. Im Hypothalamus finden sich aber auch Rezeptoren für Cholezystokinin. Wirkt dieses Hormon auf sie ein, so schüttet der Hypothalamus Serotonin aus, welches die Gemütsstimmung anhebt[18] und die Knochenmasse reguliert[19].

Ghrelin

Ghrelin wird vorwiegend von der Magenschleimhaut gebildet. Es ist das einzige bekannte Hormon, das den Appetit steigert (orexigen). Ghrelin bindet sich im Hypothalamus und Hirnstamm an die Rezeptoren für das Wachstumshormon. Wegen seines starken appetitanregenden Effektes wird Ghrelin als Initiator für die Nahrungsaufnahme betrachtet. Es stimuliert den Appetit sowohl bei schlanken, als auch übergewichtigen Menschen[20].

Bei Adipositas ist der für normalgewichtige Menschen typische rasche Abfall der Ghrelinkonzentration während der Nahrungsaufnahme nicht vorhanden, so dass der Appetit während des Essens länger gesteigert bleibt[21] .

Pankreatische Polypeptide (PYY)

Sie werden im untersten Teil der Darmwand, dem Ileum und in den Langerhansschen Inseln der Bauchspeicheldrüse, sowie in kleinerer Menge vom Dickdarm und im Enddarm gebildet, besonders wenn die Nahrung Fette enthält. Unter den Hormonen des Darms, welche den Appetit hemmen, sind sie die stärksten. Da hohe PYY-Konzentrationen im Blut die Bildung weiblicher Geschlechtshormone verstärken, wird vermutet, dass PYY das Zyklusgeschehen positiv beeinflusst. Bei adipösen Menschen ist die PYY Konzentration im Blut stark erniedrigt. Bei Krankheiten mit bedeutendem Gewichtsverlust findet man stark erhöhte PYY-Spiegel im Blut. Künstlich zugeführtes PYY reduziert die Nahrungsaufnahme, steigert den Energieverbrauch und reduziert das Körpergewicht bei Tieren und beim Menschen[22]. Es wird angenommen, dass PYY über den Hirnstamm und Hypothalamus wirkt. Doch ist sein genauer Wirkungsmechanismus noch nicht geklärt.

Das GLP-1 (Glucagon-like Peptide 1)

Es wird von den L-Zellen des Dünn- und Dickdarms gebildet und zwar in dem Masse, in welchem Nahrung zugeführt wird. Dieses Hormon hat eine Gewichtsreduzierende (anorexische) Wirkung. Zudem vermindert es die Säurebildung des Magens und verzögert seine Entleerung. Es reduziert die Nahrungsaufnahme und reduziert das Körpergewicht von Tieren und Menschen[23,24].

Oxyntomodulin (OXM)
Dieses Hormon hat eine gemeinsame Vorstufe mit GLP-1 und wird gleichzeitig von der Darmschleimhaut ausgeschüttet und zwar entsprechend dem Kaloriengehalt der Nahrung. Künstlich zugeführt reduziert es den Appetit und das Körpergewicht. Sein Wirkungsmechanismus ist noch nicht bekannt.

Die Geschlechtshormone
Diese beeinflussen den Appetit, das Essverhalten und den Energiestoffwechsel stark.
Östrogen hemmt die Nahrungsaufnahme, während Progesteron und Testosteron den Appetit steigern. Das Testosteron, das beim Mann überwiegt, ist auch bei der Frau vorhanden. Es steigert den Appetit und vermindert die Impulskontrolle. Frauen mit hohem Testosteronspiegel neigen eher zu Bulimie. Auch fördert Testosteron den Ansatz von Bauchfett, auch bei der Frau. In der Menopause vermindert die Substitution mit Östrogenen und Progesteron den durch Testosteron geförderten Bauchfettansatz[25], stellt aber ein bedeutendes Krebsrisiko dar.

Oxytocin
Das Hormon Oxytocin wird im Gehirn produziert, in der Hirnanhangsdrüse (Hypophyse) gespeichert, und von dort bei Bedarf abgegeben. Es hat eine wichtige Bedeutung unter anderem beim Geburtsprozess, da es die Gebärmutter dazu bringt, sich zusammenzuziehen und somit Wehen auslöst. Zudem stimuliert es die Brustdrüsen zur Abgabe der Muttermilch und fördert die Zuneigung zum Kinde. Auch Ausserhalb dieser Vorgänge wird es bei Zärtlichkeiten zwischen Menschen und beim Singen ausgeschüttet und fördert gegenseitige Zuneigung. In Tierversuchen reduziert Oxytocin den Appetit, erhöht die Körpertemperatur und fördert den Fettabbau. Beim Menschen vermindert es das Risiko einer Gewichtszunahme[26].

Visfatin
Das braune Fettgewebe der Bauchdecken und der Eingeweide produziert Visfatin. Bei Adipositas und Diabetes mellitus ist der Visfatinspiegel im Blut stark erhöht. Man nimmt an, dass Visfatin für die Vermehrung und Ausdifferenzierung der Fettgewebeszellen notwendig ist. Man nimmt an, dass die Bildung von Visfatin durch häufige hohe Blutzuckerspiegel angeregt wird[27,28,29].

Adiponectin
Adiponectin wird von den Fettgewebszellen gebildet. Es reguliert die Wirkung des Insulins an den Zellmembranen und damit die Glukoseaufnahme in die Zellen. Seine Produktion wird angeregt durch den Proliferator-aktivierten Rezeptor Gamma (PPAR) und wird durch Adrenalin und Noredralin, die bei Bewegung, Anstrengung und Aktivierung ausgeschüttet werden, gehemmt. Es erhöht die Empfindlichkeit der Zellmembranen auf Insulin, reduziert die Glukoseproduktion und fördert die Bildung von Fettsäuren in der Leber[30]. Beim Menschen sind die Adiponectinspiegel adipöser Menschen mit Insulinresistenz und Typ 2 Diabetes stark erniedrigt.

Resistin
Resistin wird ebenfalls vom Fettgewebe abgesondert. Hohe Resistinspiegel sind assoziiert mit hohen Blutglukosespiegeln und Fettleibigkeit. Resistin fördert die Glukoseproduktion in der Leber und die Glukoseaufnahme in die Zellen des Fettgewebes und spielt eine Rolle bei der Insulinresistenz. Hohe Resistinwerte sind assoziiert mit einem höheren Risiko für Diabetes II, erhöhten Entzündungszeichen und mit Arteriosklerose[31,32,33].

Die Komplexität der Regulation von Appetit, Körpergewicht und Energieverbrauch

Viele Sättigungssignale werden über Fasern des Nervus vagus zum Gehirn geleitet, zu Verbindungen (Synapsen) im Nukleus tractus solitarius, einem Anteil des Markhirns (Myelencephalon), das über dem verlängerten Rückenmark (Medulla oblongata) liegt. Diese Hirnregion empfängt und verarbeitet Geschmacks-, Geruchs- und Sättigungsempfindungen. Beim Gesunden Menschen wird die Menge und Häufigkeit der Nahrungsaufnahme in diesem und anderen Zentren des Gehirns in natürlicher Weise so gesteuert, dass das Körpergewicht und der Energieverbrauch im idealen Bereiche bleiben. Leptin wirkt auf den Nucleus tractus solitarius und andere Hirnregionen ein. Die Vielzahl hormonellen Regelkreise, die zudem auf das Appetitzentrum im Nukleus arcuatus des Hypothalamus einwirken ist eindrücklich und gibt einen guten Einblick in die Komplexität der Regulation des Appetits, des Essverhaltens, des Energieverbrauchs und des Körpergewichts. Insulin und Leptin wirken in dieselbe Richtung, in diejenige einer Reduktion der Nahrungsaufnahme und des Körpergewichts. Beide versagen jedoch wegen der Resistenz die bei Fehlernährung und Übergewicht gegen diese Hormone entsteht. Die meisten Hormone des Magen-Darmtraktes reduzieren den Appetit und die Nahrungsaufnahme und dienen einem rechtzeitigen Sättigungsempfinden.

Das einzige Hormon, das den Appetit steigert ist das im Magen gebildete Ghrelin. Füllt man den Magen mit Speise, so sollte der Ghrelinspiegel sofort stark absinken und die Hormone Leptin und Insulin sollten den Appetit aufheben. Wir haben gesehen, dass dieser Schutzmechanismus bei Übergewicht versagt, so dass der Appetit gesteigert bleibt und man sich erst satt fühlt, wenn der Magen mechanisch überdehnt wird. So wird der Magen immer grösser und schlaffer, bis er weit in den Bauch hinunterhängt.

Hinzu kommt, dass verschiedene Nahrungsstoffe die Steuerung des Appetits im Gehirn beeinflussen: Freie Fettsäuren wirken ähnlich wie das Hormon Insulin auf gewisse Hirnareale und den Nukleus arcuatus des Hypothalamus ein, wahrscheinlich durch eine Akkumulation von Langketten Fettsäuren und Acyl-Coenzym A (long chain fatty acyl coenzyme A, LCFA-CoA). Tiere mit Mangel an diesem Coenzym werden fettleibig. LCFA-CoA soll Nahrungsüberfülle signalisieren, während das Enzym AMP-aktivierte Proteinkinase (AMPK) Nahrungsmangel anzeigen soll. Bei Mangelernährung wird AMPK aktiviert und es steigert sich der Appetit. Die Aktivität dieses Enzyms (AMPK) wird durch Leptin und Insulin gehemmt, durch Ghrelin angeregt.

Die Wissenschaft hat viele weitere Regulationsphänomene erkannt, deren Beschrieb den Rahmen dieser Erklärungen sprengen würde[36]. Die in diesem Buch beschriebene Diät bringt das Körpergewicht allmählich und zuverlässig zur Norm zurück, bis hin zum Idealgewicht. das Verdauungssystem gewinnt seine gesunde Peristaltik zurück, der Magen verkleinert sich, die Resistenz auf Insulin und Leptin verschwindet allmählich wieder und die die Regulation durch Ghrelin wird wieder normal: Ein Weg, der sich lohnt.

Die Bedeutung des Milieus im Darm und der Darmflora

Interaktionen zwischen der Darmflora und dem Gehirn fanden in den letzten Jahren grosses Interesse der Wissenschaftler und der Kliniker. Viele Beweise liegen vor, die dem Darmmikrobiom eine ursächliche Rolle verleihen, nicht nur bei chronisch entzündlichen Darmerkrankungen, sondern auch bei Adipositas, Diabetes und psychiatrischen Leiden wie Angstzuständen und Depressionen. Heute sind sich die Wissenschaftler darin einig, dass die Zusammensetzung der Nahrung für die Beschaffenheit der Darmflora von entscheidender Bedeutung ist und dass diese wiederum bedeutende hormonelle Veränderungen bewirkt, über die Durchlässigkeit der Darmschleimhaut und die Kompetenz des Immunsystems entscheidet und einen direkten Einfluss auf unser Gehirn und unser Verhalten ausübt[37].

Der Bedeutendste Umwelteinfluss auf die Regulation von Körpergewicht, Appetit und Energieverbrauch ist die Ernährung. Sie entscheidet über den Zustand des Milieus im Darm, der Darmflora und des Stoffwechsels. Die Gesamtheit der Mikroorganismen, die in uns leben, unser Mikrobiom.

Mittels DNA-Sequenzierung (Aufschlüsselung der Gene) und bioinformativen Methoden konnte mittlerweile in einer Vielzahl wissenschaftlicher Arbeiten der enge Zusammenhang zwischen der Veränderungen der Darmflora und der Entstehung unterschiedlichster Krankheiten hergestellt werden[38, 39, 40, 41]. Dazu gehören die Adipositas und der Diabetes mellitus des Typs II[42, 43, 44, 45], Herz-Kreislaufkrankheiten[46, 47, 48, 49], chronische Darmentzündungen und gewisse Arten von Krebs. Die Darmflora (Darmmikrobiom) stellt ein komplexes Ökosystem aus einer Vielzahl von Mikroorganismen, hauptsächlich Bakterien, aber auch Archaen und Viren dar und wiegt rund 1,5 kg. Die gesamte Erbsubstanz (Genom) dieser über Tausend Bakterienarten, die bis heute identifiziert wurden, ist insgesamt grösser, als unser menschliches Genom. Diese hohe Komplexität und die Tatsache, dass nur ein Bruchteil der Mikroorgamismen ausserhalb des Körpers kultiviert werden können, stellen eine der grössten Herausforderungen für ein funktionelles Verständnis der Darmflora dar. Und doch gelang es, in mehreren klinischen Studien, sowohl bei der Adipositas, beim Diabetes Typ 2 und bei der Anorexia nervosa, die für diese Krankheiten typischen Mikrooragnismen oder ihre Stoffwechselprodukte (Metaboliten) zu identifizieren, so dass entsprechende Analysen der Darmflora über diese Krankheiten Aufschluss geben können. Allerdings ist die Zusammensetzung der Darmflora auch vom Alter, vom Geschlecht und der Ethnizität abhängig[50, 51].

Mikroprganismen des Darms haben das Potenzial, das Körpergewicht zu regulieren. Durch Untersuchungen an Mäusen konnte nachgewiesen werden, dass nicht nur die Adipositas und die Anorexie die Darmflora in typischer Weise verändern, sondern dass diese typischen Eigenschaften der Darmflora die Adipositas erzeugen und erhalten können[52]. Heute sind sich die Wissenschaftler einig, dass die Darmflora massgeblich an der Regulation des Appetits und Körpergewichtes betei-

Die Darmflora bei Untergewicht und Anorexia

Anorexia nervosa ist die Dritthäufigste Krankheit in der Adoleszenz. Oft wird sie chronisch. Sie hat die höchste Mortalität aller psychiatrischen Leiden. Bei der Anorexia nervosa besteht nicht nur ein gefährlicher Gewichtsverlust. Sie ist durch enorme Ängste und eine depressive Stimmungslage charakterisiert, mit ausgeprägten hormonellen Störungen, Entzündungsbereitschaft und krankhaften Immunreaktionen.

Heute wird von Seiten der Wissenschaft dem Mikrobiom des Darmes eine bedeutende Ursache für die Chronizität dieser Krankheit zugeschrieben und damit eine grosse Bedeutung einer bedeutenden Beeinflussung des Mikrobioms des Darmes zugeschrieben, durch eine ganz andere Diät und probiotische Mittel, ganz anders, als dies heute üblich ist.

Bacteroides Arten der Darmflora sind bei Patienten mit Anorexia nervosa bei starkem Untergewicht stark vermindert und sie vermehren sich bei Gewichtszunahme wieder[69,70]. Dem Einfluss des Milieus im Darm auf den seelischen Zustand und das Verhalten der Patienten mit Anorexia nervosa, der so genannten Darm-Gehirnachse (Gut-brain axis), wird heute eine sehr grosse Bedeutung zugeschrieben[71,72,73,74,75].

Man unterscheidet zwischen restriktiver Anorexie, wenn Patientinnen durch die Nahrungsphobie hungern und meistens sportlich überaktiv sind und „Binge-purging“ Anorexie bei Patientinnen mit Fasten, ausgeprägten Essanfällen und Erbrechen. Die Darmflora der Patientinnen dieser beiden Arten unterscheidet sich bedeutend[76]. Etwa 500 der ungefähr 1000 Bakterienarten zeigen eine ganz individuelle Zusammensetzung[77].

Manche Funktionen des Darmes haben sich im Laufe der Evolution an die Bakterien angepasst. In dieser Symbiose verdauen gewisse Bakterienarten Nahrungsmittel und beliefern den Wirtsorganismus mit essentiellen Vitaminen, Fettsäuren, und anderen Nahrungsstoffen, welche der Wirtsorganismus sich nicht selber beschaffen kann. Aber die Rolle der Darmflora beschränkt sich keineswegs nur auf die Verdauung. Das Mikrobiom des Darms ist in ständigem Austausch mit den Zellen unseres Immunsystems und beeinflusst die Durchlässigkeit der Darmwand, die Hormone und Entzündungsphänomene[78].

Noch sind viele Mechanismen der Darm-Hirnachse, welche unser Verhalten direkt beeinflussen, unklar geblieben, aber man weiss, dass die Darmflora das vegetative Nervensystem über den Nervus Vagus direkt beeinfliusst, Immunzellen aktiviert, welche zum Gehirn auswandern, Antikörper, Cytokine (Botenstoffe zwischen Immunzellen) und die Produktion von Antikörpern bewirkt[79,80].

Bei Stressreaktionen, Angstzuständen und Depressionen, wie sie bei der Anorexia nervosa bedeutend sind, wurde nachgewiesen, dass die Darmflora an deren Ursache stark beteiligt ist, so dass der Zustand des Milieus im Darm die Heilung behindert. Bei der Anorexia nervosa sind tiefgreifende Störungen des Hormonhaushalts vorhanden[81].

Die Darmflora wird durch Hormone und Botenstoffe des Nervensystems (Neurotransmitter) beeinflusst, deren Produktion sie wiederum beeinflusst. Gewisse Mikroben des Darmes produzieren neuralen Botenstoffe wie Dopamin, Serotonin, Norepinephrin und GABA und beeinflussen die Insulinresistenz und dadurch die Blutzuckerregulation[82, 83, 84]. Keimfrei gezüchtete Mäuse haben um 25 % höhere Spiegel des Schilddrüsenstimulierenden Hormons (TSH) und stark erniedrigte Werte der Botenstoffe Serotonin und Katecholamin[85, 86]. In Tierversuchen fand man erhöhte Blutspiegel des Sättigungshormons Leptin bei einer Vermehrung der Bifidobakterien und Laktobazillen und verminderter Menge an Bakteroides und Prevotellabakterien in der Darmflora.

Waren die Verhältnisse in der Darmflora gerade umgekehrt, so war das Hungerhormon Ghrelin im Blut vermehrt und der Appetit gesteigert[87]. Diese Veränderungen waren diätetisch erzeugt worden und weisen ebenfalls auf einen grossen Einfluss der Darmflora auf das Appetitverhalten hin. Darmbakterien regulieren auch die Produktion von Orexin im Hypothalamus des Gehirns. Orexin steigert den Appetit und den Aufbau des braunen Bauchfettes, beeinflusst die hormonelle Regulation des Darmes, verstärkt den Energieverbrauch und verhindert das Einschlafen tagsüber (Narkolepsie)[88].

Patientinnen mit Anorexia nervosa haben erhöhte Werte von Ghrelin und Orexin und verminderte Werte des Sättigungshormons Leptin und des Schilddrüsenhormons Thyroxin, was auf hormonelle Auswirkungen der gestörten Darmflora hinweist. Bekanntlich bleibt bei ihnen die Menstruation aus, bei Mangel an Östrogen. Es wurde nachgewiesen, dass das Hormon Östrogen die Virulenz (Aggressivität) der Bakterien hemmt und aber das Wachstum der Darmbakterien fördert. Bei der Anorexia nervosa fehlt diese Hemmung der Virulenz der Darmbakterien und gleichzeitig ist deren Wachstum vermindert[89].

Im Hungerzustand weisen die Anorexia nervosa Patientinnen erniedrigte Werte des Nebennierenhormons Cortisol auf. Man nimmt an, dass das Cortisol, das Stressreaktionen und Entzündungsreaktionen hemmt, als Reaktion auf Entzündungserscheinungen durch die gesteigerte Aggressivität der Darmbakterien gebildet wird[90, 91]. Eine mikrobielle Therapie der Anorexiepatientinnen mit Laktobazillen und Bifidobakterien vermindert die Cortisolwerte im Blut[92]. Dies zeigt, dass die Darmflora eine ganz wichtige Rolle spielt für die Kontrolle von Stress und Entzündungen.

Die Darmflora (Mikrobiom) entscheidet mit, wieviel Energie aus der Nahrung gewonnen wird. In Tierversuchen bewirkte die Transplantation von Stuhl eines unterernährten Tieres in ein gesundes Tier dessen Gewichtsverlust und Unterernährung[93]. Die Menge an Bakteroidesarten korreliert auch beim Menschen am besten mit dem Körpergewicht. Bei Untergewicht sind sie deutlich vermindert, so auch bei Patientinnen mit Anorexia nervosa[94]. Nehmen die Patientinnen an Gewicht zu, so vermehren sich auch die Bakteroidesarten in der Darmflora. Patientinnen des restriktiven Anorexietyps (Nahrungsverweigerung), haben viel niedrige Mengen der Bakteroidesarten in der Darmflora als diejenigen mit Essanfällen und Bulimie (Bing-eating Typ), womit die Wissenschaftler erklären, dass die Bulimiepatientinnen leichter an Gewicht zunehmen können wenn sie dazu bewegt werden können, als diejenigen mit Nahrungsverweigerung[95]. Unterschiede in den Bakterienarten zwischen diesen beiden Anorexiearten helfen zu erklären, warum die Patientinnen des restriktiven Anorexietyps nach langer Nahrungsverweigerung wesentlich höherkalorische Diäten benötigen, um Gewicht zuzunehmen[96].

Der Stress und das erhöhte Cortisol erhöhen die Durchlässigkeit der Darmschleimhaut, so dass Nahrungssubstanzen und Toxine durch die Darmwand in den Körper gelangen können, die davon abgehalten werden sollten[97]. In Tierversuchen wurde gezeigt, dass bei Anorexie die abdichtenden Verbindungen (tight jnuctions) zwischen den Zellen reduziert sind, dass bei ihnen die Magenschleimhaut dünner ist als normal. Die Darmflora wirkt auf die Darmwand ein und beeinflusst deren Durchlässigkeit Funktion als Barriere bedeutend[98,99,100].

Anorexia nervosa Patientinnen haben vermehrt Mucinabbauende Firmicutesbakterien und Verrucomicrobia und weniger Bakteroidesarten als gesunde Frauen. Dies wird als Ursache angesehen, für die Entzündungsreaktionen in ihrem Darm. Dem entsprechend sind bei ihnen die Botenstoffe des Immunsystems Tumornekrosefaktor-alpha, Interleukin 1-beta und Interleukin 6 erhöht[101,102,103]. Gewisse Laktobazillusarten können dieese Entzündungsmediatoren reduzieren, was therapeutisch genutzt werden kann[104]. Bei der Anoexia nervosa dringen Bakterien durch die Darmwand hindurch. Gegen diese bildet das Immunsystem Antikörper, welche sich an das Hungerhormon Ghrelin binden, so dass sie dessen Wirkung abschwächen. So bilden sich auch Antikörper als Kreuzreaktion gegen das Sättigungshormon alpha-MSH, so dass dieses seine Wirkung verliert[105,106].

Bei Patientinnen mit Essstörungen und Anorexia nervosa wurden weitere Antikörper gegen eine grosse Zahl Hunger- und Sättigungshormone gefunden, so gegen Leptin, Ghrelin, Orexin und alpha-MSH. Die Antikörper zeigten umso höhere Werte, je ausgeprägter die Krankheitssymptome waren. Durch diese Immunreaktionen wird die natürliche Regulation von Hunger und Sättigungsempfinden stark beeinträchtigt[107]. Die Wissenschaftler vermuten, dass diese Autoimmunität bei der Anorexia nervosa das Gehirn stark beeinflusst und die Krankheit unterhält[108]. In grossen Untersuchungen wurde gezeigt, dass Patientinnen mit Anorexia nervosa allgemein eine viel grössere Anfälligkeit für Autoimmunkrankheiten aufweisen und zwar ganz besonders für Autoimmunkrankheiten des Magen-Darmtraktes und der Hormondrüsen, wie Colitis ulcerosa, Morbus Crohn, die Autoimmunthyreoiditis Hashimoto u.a.[109,110].

Die Darm-Hirnachse

Schon ab der Geburt hat der Darm einen grossen Einfluss auf die Entwicklung des Kindes und das Gehirn. Die Wissenschaftler vermuten, dass die mangelhafte Ausbildung der Darmflora nach Kaiserschnittentbindung und bei fehlendem Stillen des Kindes lebenslange Auswirkungen habe[111]. Immer zahlreicher werden die chronischen Krankheiten, bei welchen eine stark gestörte Darmflora nachgewiesen wird und deren starker Einfluss auf das Gehirn erkannt wird[112]. Beim Typ 2 Diabetes stört die kranke Darmflora das Nervensystem des Darmes durch Entzündungsprozesse, so dass dieses zum Gehirn keine korrekte Meldung des Ernährungszustandes mehr geben kann, die es benötigt, um den Glukoseeinstrom in die Zellen zu regulieren[113]. Bei der Parkinsonkrankheit wurde nachgewiesen, dass das degenerative Protein Alpha Synuclein, welches die Zerstörung im Gehirn anrichtet, zuerst im Nervensystem des Darms nachweisbar ist, so dass angenommen wird, dass dieses vom Darm aus ins Gehirn gelangt[114]. Bei Parkinsonpatienten fand man eine Reduktion der Prevotellacean um 80 % und eine starke Verminderung der Enterobacteriacean und zwar in demjenigen Ausmass, in welchem die Patienten an Gangschwierigkeiten litten[115]. Bei Menschen, die an einer Depression leiden findet man oft erhöhte Entzündungsmarker im Blut. In Tierversuchen wurde nachgewiesen, dass sich ein depressives Verhalten durch Einbringen von Stuhl depressiver Tiere auf gesunde Tiere übertragen liess[116]. Bei autistischen Kindern fand man eine stark veränderte Darmflora. Eine Stuhltransplantation von gesunden Kindern besserte deren Magen-Darmsymptome und die autistischen Symptome während mehr als 8 Wochen[117]. Bei Patientinnen mit Anorexia nervosa ist der Wachstumsfaktor BDNF (Brain-derived neurotrophic factor, ein vom Gehirn gebildeter Faktor für das Wachstum und die Ausdifferenzierung des Nervensystems) vermindert. Durch Verbesserung des Körpergewichts hat dieser sich vermehrt[118]. Dieser Wachstumsfaktor ist für das Wachstum der Neurone (Nervenzellen des Gehirns) und die Bildung der Verbindungen zwischen den Nervenzellen im Gehirn von grosser Bedeutung. In Tierversuchen reduzierte eine antibiotische Therapie diesen Wachstumsfaktor im Hippocampus des Gehirns, was die direkte Auswirkung der Darmflora auf das Gehirn und das Gedächtnis beweist[119]. Danach verabreichte man den Tieren Laktobazillen und Bifidobakterien, was das Wachstum des Hippocampus wieder normalisierte. Man wies nach, dass dieser Einfluss durch Monozyten (spezialisierte Lymphzellen des Immunsystems) ausgeübt wurde, welche vom Darm ins Gehirn gelangten[120]. Bei Patientinnen mit Anorexia nervosa verliert das Gehirn an Volumen, sowohl in der grauen, als auch der weissen Substanz[121]. Dem entsprechend leiden sie an neuropsychologischen Defiziten und Gedächtnisschwäche und verschlechtert sich deren Prognose[122]. Auch der Botenstoff Serotonin scheint ein wichtiger Vermittler zu sein zwischen der Darmflora und dem Gehirn. Serotonin wirkt auf die Stimmung und ist bei Depressionen vermindert. Bei Patientinnen mit Anorexia nervosa ist das Serotonin stark vermindert und steigt nach dem Neugewinn an Körpergewicht wieder an[123].

All diese Erkenntnisse erlauben den Schluss, dass die Wirkung das gestörten Mikrobioms (Darmflora) der Anorexiepatientinnen einen starken Einfluss auf das Verhalten der Patientinnen ausübt und die Krankheit unterhält. Eine nachhaltige Korrektur der Darmflora ist nur durch eine Diät möglich, welche die gesunden Darmbakterien fördert, durch eine Diät, wie sie in diesem Buch beschrieben ist. Aber das Mikrobiom des Darmes der Patientinnen glich nach der Gewichtszunahme noch immer demjenigen davor, was zeigt, dass es durch eine reine hyperkalorische Diät, wie sie im Allgemeinen praktiziert wird, nicht korrigiert wird, so dass die Krankheit durch diese Art der diätetischen Behandlung nicht wirklich geheilt wird[124]. Hinzu kommt, dass eine eiweissreiche Diät die Vermehrung der Firmicutesbakterien fördert, welche die Mucin-Schleimschicht des Darms abbaut, so dass sich die Barrierefunktion der Darmwand verschlechtert[125] und, wegen eines Mangels an kurzkettigen Fettsäuren, die Entzündung im Darm verstärkt[126]. Verzweigtkettige Fettsäuren entstehen vermehrt, durch die Verdauung von Eiweissen. Diese bewirken, dass im Dünndarm ein appetithemmendes Peptid (PPY) vermehrt produziert wird. Dieses hemmt den Appetit und erzeugt Übelkeit[127].

Noch bedürfen die bisherigen Kenntnisse des Einflusses des Milieus im Darm auf die geistige Funktion, das Gedächtnis, die seelische Verfassung und das Essverhalten der Patientinnen mit Anorexia nervosa weiterer wissenschaftlicher Untersuchungen und doch ist bereits klar geworden, dass ein Teufelskreis zwischen dem Mikrobiom des Darmes besteht, welcher die Chancen einer definitiven Heilung dieser Krankheit entscheidend beeinflusst. Auch wurde gezeigt, dass die Gewichtszunahme mit hyperkalorischer, eiweissreicher Diät das Milieu im Darm noch zusätzlich verschlechtert und somit einer definitiven Ausheilung im Wege steht. Die in diesem Buch beschriebene Diät ist dagegen nach unserer jahrzehntelangen Erfahrung in der Therapie der Anorexia nervosa dazu geeignet, diesen Teufelskreis zu durchbrechen und eine gesunde Darmflora aufzubauen. Noch gibt es hierzu nur wenige wissenschaftliche Arbeiten[128].

Übergewicht und Adipositas

Das Problem der Adipositas betrifft heute alle Bevölkerungsschichten und Altersgruppen und nicht nur die Industrieländer. Nach den Statistiken der WHO waren 1995 weltweit rund 200 Millionen Menschen adipös, heute rund 300 Millionen. Und 115 Millionen in sogenannten „Entwicklungsländern“. Damit einher ging die Zunahme der „Zivilisationskrankheiten“ in den so genannten „Schwellenländern“ Indien und China. Die WHO betrachtet das Problem Adipositas als gravierend und spricht von einer „Pandemie“. In Zusatzerhebungen aus dem Jahr 2003 waren 13,6 % der Männer und 12,3 % der Frauen über 18 Jahren adipös. 2009 waren es 15,7 % der Männer und 13,8 % der Frauen. Als Adipositas wird ein Körpergewicht mit einem Bodymassindex von 30 kg/m^2 definiert. In Deutschland waren 1998 18,9 % der Männer und 22,5 % der Frauen adipös, im Jahr 2008 23,3 % der Männer und 23,9 % der Frauen. Unter den 60- bis 96-jährigen Männern und den 60- bis 70-jährigen Frauen ist die Adipositas am meisten verbreitet. Menschen mit höherem sozioökonomischem Status sind deutlich seltener adipös und zwar besonders die Frauen[129]. In Österreich waren 1991 8,9 % der Männer adipös und im Jahr 2000 11 %. In den USA wird geschätzt, dass heute rund 30 % der Einwohner einen BMI über 30 kg/m^2 haben. Besonders sind Menschen mit niedrigem sozialem Status oder Randgruppen betroffen. Sie haben auch eine deutlich kleinere Lebenserwartung[130]. In Italien sind heute 42 % der Kinder im Alter von 2 bis 10 Jahren adipös, in den Mittelmeerländern 20 %[131]. In der Schweiz waren im Jahr 2017 38,7 % der Männer und 22,8 % der Frauen übergewichtig und 12,3 % der Männer und 10,2 % der Frauen adipös. In den USA waren im Jahr 2012 36 % der Menschen adipös. Für das Jahr 2013 wird mit 42 % gerechnet[132].

Die Ursachen der Adipositas

Genetische Faktoren

Getrennt aufgewachsene eineiige Zwillinge sind zu 70 % beide übergewichtig[133]. Das Körpergewicht von Adoptivkindern entspricht eher demjenigen ihrer leiblichen Eltern, als demjenigen ihre Adoptiveltern[134]. Diese beiden wissenschaftlichen Studien weisen auf eine gewisse genetische Veranlagung zur Adipositas hin. Genetische Veränderungen benötigen aber die Zeit vieler Generationen. Hierzu äusserten sich die Fachleute der Deutschen Gesellschaft für Ernährung (DGE)[135]: „Der starke, epidemieartige Anstieg von Übergewicht und daraus resultierenden Folgekrankheiten in den Industrieländern in einem relativ kurzen Zeitraum von 20–30 Jahren ist genetisch nicht erklärbar. Deshalb werden die Resultate der erwähnten Zwillings- und Adoptivkindstudien heute weniger durch die Vererbung, sondern viel mehr durch eine Prägung der Aktivität der Gene durch äussere Einflüsse während der Schwangerschaft erklärt (Pränatale genetische Prägung). Epidemilogische, klinische und tierexperimentelle Studien legen die Vermutung nahe, dass insbesondere die Ernährung während der pränatalen, also vorgeburtlichen und frühkindlichen Entwicklung einen prägenden Einfluss auf die spätere Entstehung von Übergewicht und Diabetes mellitus haben."

Vorgeburtliche Faktoren

„Übergewicht wird bereits im Mutterleib geprägt", so lautet das Fazit im Ernährungsbericht 2008 der Deutschen Gesellschaft für Ernährung (DGE). In den letzten Jahrzehnten hat sich das Forschungsfeld rasant entwickelt, welches den Einfluss des intrauterinen Milieus auf die spätere Gesundheit des Kindes untersucht. Man hat erkannt, dass metabolische Einflüsse (Stoffwechseleinflüsse unter anderem) stärker und langfristiger als angenommen die Empfänglichkeiten für Erkrankungen festlegen. Im wissenschaftlichen Interesse stehen dabei einerseits verschiedene „Zivilisationskrankheiten", wie Stoffwechsel- und Herz-Kreislaufkrankheiten, Adipositas und Diabetes, andererseits aber auch der Einfluss von vorgeburtlichem „Stress" auf die neurologische Entwicklung und das Verhalten des Kindes im Vordergrund. Kinder von Eltern, die sich viel bewegen, sind im Erwachsenenalter weniger adipös[136].

Die epigenetische Prägung

Die Mechanismen, welche dazu führen, dass eine vorgeburtliche Situation lebenslange Spuren hinterlässt und diese sogar auf weitere Generationen „vererbt" werden, ohne aber die Gensequenzen zu verändern, werden heute besser verstanden. Die Wissenschaft spricht hier von „epigenetischer Prägung".

Die Menge und die Qualität der Ernährung, welche der Fetus von der Mutter erhält, steuern u.a. den Aktivitätsgrad der Gene. Auf diese Weise werden bereits während der Schwangerschaft die Weichen für die spätere Gesundheit oder Krankheit des Kindes gestellt.

Das Genom, das heisst die Gene selbst, erfahren dabei keine Veränderung.

Aber die Aktivität eines Gens wird dabei in folgender Weise verändert:

1. Dadurch, dass die Cytosinbasen des Gens methyliert werden. Das bedeutet, dass je ein Kohlenstoffatom, das mit drei Wasserstoffatomen versehen ist an die Base „Cytosin“ des Gens gebunden wird.
2. Dadurch, dass die Verpackungseinheiten der Erbsubstanz (DNA), die so genannten „Histone“ verändert werden.
3. Dadurch, dass ganz kurzkettige Einheiten von Ribonukleinsäure an ein Gen gebunden werden (Micro-RNA)

Die Mechanismen, welche dazu führen, dass eine vorgeburtliche Prägung lebenslängliche Spuren hinterlässt und diese sogar auf weitere Generationen „vererbt“ werden, sind mittlerweile besser verstanden. Man hat erkannt, dass vorgeburtliche Einflüsse stärker und langfristiger als früher angenommen, die Krankheitsrisiken des späteren Lebens beeinflussen. Im wissenschaftlichen Interesse stehen dabei besonders metabolische Krankheiten, aber auch Risiken für Herz-Kreislaufkrankheiten, sowie die Wirkung von Stresssituationen der schwangeren Mutter auf das spätere Verhalten des Kindes und seine neurologische Entwicklung. Die Menge und Zusammensetzung der Nahrung der schwangeren Mutter steuert die Aktivität der Gene.

Der Zusammenhang zwischen niedrigem Geburtsgewicht in der Schwangerschaft und späterer Anfälligkeit für Krankheiten wurde in den 1980iger Jahren von einer Arbeitsgruppe um David Barker eingehend untersucht[137]. Dabei zeigten Männer, die zwischen 1911 und 1930 mit niedrigem Geburtsgewicht geboren wurden, im Erwachsenenalter ein deutlich höheres Risiko für Herz-Kreislaufkrankheiten. Barker nimmt an, dass durch eine Mangelernährung des Fetus während der Schwangerschaft die Stoffwechselvorgänge durch epigenetische Prägung angepasst werden, so dass die Nahrungsausschöpfung besser gewährleistet werden kann. Dadurch neigten die Männer nach der Geburt zu Adipositas, Diabetes und Herz-Kreislaufkrankheiten. Epidemiologische Studien bestätigten diese Hypothese teilweise, nicht jedoch entsprechende Tierexperimente.

Die Hypothese Barkers konnte nicht durchwegs bestätigt werden. Zum Beispiel ist eine Mangelernährung während der Schwangerschaft nicht mit einem erhöhten Risiko für spätere Adipositas verbunden. So ist man heute der Ansicht, dass der Einfluss der Ernährung des Kindes in den ersten Lebensmonaten viel stärker sei, als die pränatale Prägung durch diejenige der schwangeren Mutter[138].

Prävention beginnt bereits im Mutterleib

Eine übermässige Gewichtszunahme der Mutter während der Schwangerschaft geht mit erhöhtem Geburtsgewicht des Kindes einher. Und dieses gilt als Risikofaktor für Adipositas und Diabetes mellitus des Typs II. In Deutschland ist heute jede dritte bis vierte Frau im gebärfähigen Alter übergewichtig. Die deutsche Gesellschaft für Ernährung empfiehlt jeder Frau dringend, vor einer Schwangerschaft das Gewicht zu normalisieren. Die Wissenschaftler sind sich einig, dass durch äussere Faktoren, wie Ernährung und Hormone die künftige Funktionsweise der Organsysteme des Kindes dauerhaft festgelegt wird. Durch diese Prägung können später im Leben des Kindes chronische Erkrankungen, wie Adipositas und Diabetes mellitus entstehen. Man ist der Ansicht, dass die Einflüsse während der Schwangerschaft viel bedeutender sind als genetische Faktoren. Dies konnte eine britische Studie mit Kindern, die durch eine so genannte Leihmutter ausgetragen wurden, nachgewiesen werden, denn das Gewicht (BMI) der Leihmutter beeinflusste das Geburtsgewicht des Kindes viel stärker als dasjenige der leiblichen Mutter[139]. Das Risiko eines Geburtsgewichtes zwischen 4 und 4,5 kg (Makrosomierisiko) ist bei Kindern adipösen Frauen mehr als doppelt so hoch, bei massiv adipösen Frauen sogar dreimal so hoch, wie bei normalem Körpergewicht. Eine Metaanalyse der DGA zeigte, dass 89 % der Studien nachwiesen, dass Kinder adipöser Mütter einem stark erhöhten Risiko ausgesetzt sind, im späteren Leben adipös zu werden und an Diabetes mellitus des Typs II zu erkranken.

Der Einfluss der frühkindlichen Ernährung

Das Risiko gestillter Kinder im späteren Leben adipös zu werden ist deutlich geringer als bei Kindern mit Schoppennahrung. Jeder Monat des Stillens reduziert das Risiko, später übergewichtig zu sein, um 4 %, wobei nach 7 Monaten des Stillens kein Einfluss mehr besteht. Stillen reduziert dadurch das Risiko für Diabetes mellitus und für Herz-Kreislaufkrankheiten.

Fehlernährung und Bewegungsmangel

Die Energiebilanz eines Menschen wird einerseits durch die Energiezufuhr mit der Nahrung, andererseits durch den Energieverbrauch durch Arbeit und Bewegung bestimmt. In einer von 1985–89 durchgeführten so genannte VERA-Studie wurde die Zahl der Kalorien (Brennwert) der aufgenommenen Nahrung der Probanden untersucht und mit der Entwicklung des Körpergewichtes verglichen (Bodymassindex, BMI). Das Resultat war überraschend, denn es zeigte keinen Zusammenhang zwischen der Nahrungsmenge in Kalorien und der Zunahme des Körpergewichtes[140]. Doch enthielt die Nahrung der Probanden zu viele tierisches Fette und mangelte an Vitaminen. Mehrere Arbeiten zeigten, dass zuckerhaltige Getränke Fettleibigkeit fördern[141,142,143]. Entscheidend ist also weniger die Menge, sondern die Zusammensetzung und die Qualität der Nahrung.

Der Bedarf an den einzelnen Nahrungsstoffen, den das biologische System des Menschen nötig hat, ist exakt geregelt. Durch körperliche Arbeit verändert er sich nur leicht. Nahrungsstoffe, die in unnötigem Übermass zugeführt werden, belasten den Stoffwechsel enorm. Sie müssen abgebaut und in nutzbare Stoffe umgebaut werden. Dies bedeutet einen enormen Verschleiss an Energie. Überschüssige Eiweisse müssen in Aminosäuren aufgespalten, die Amingruppen entfernt werden und zu Glukosemolekülen aufgebaut werden, damit die Mitochondrien, die Kraftwerken der Zellen, sie verwerten können. Entsteht zu viel Glukose, so kann sie zu nur geringem Teil in der Leber in Form von Glykogen gespeichert werden. Hohe Blutzuckerspiegel schädigen zudem die Blutgefässe durch direkte Reaktion der Zucker mit deren Innenschicht (endotheliale Glykation). Dies bewirkt eine zunehmende Verhärtung der Gefässwände mit Bluthochdruck als Folge. Darum sind häufige hohe Blutzuckerspiegel eine der wichtigsten Ursachen von Bluthochdruck und Arteriosklerose. Eine Überernährung mit Eiweissen, tierischen Fetten und Mehlspeisen führt zu massiver Übersäuerung des Stoffwechsels nach jeder Mahlzeit. Dadurch entstehen stark oxydierende Substanzen (R.O.S.) und freie Radikale, welche die Erbsubstanz angreifen, so dass durch Genmutation Krebszellen entstehen. (oxydativer Stress).

Maximilian Bircher-Benner führte den Begriff der Nahrungsökonomie ein. Er bedeutet, dass die Nahrung in ihrer molekularen Zusammensetzung dem Bedarf des Organismus möglichst genau entsprechen muss. Ist dies nicht der Fall, steigert sich der Appetit und entsteht trotz grosser Nahrungsmenge ein Mangel an gewissen Nährstoffen.

Der Stoffwechsel ist erstaunlich leistungsfähig. In den Leberzellen ist er zudem um ein Vielfaches gesteigert. Dennoch hat seine Leistungsfähigkeit ihre Grenzen. Sind diese erreicht, so können die sinnlos zugeführten Nährstoffe nicht mehr ausgeschieden werden und bleiben im zarten Bindegewebe (Matrix) liegen, das wie ein Nährboden den ganzen Körper durchdringt. Durch die allgemeine Übersäuerung und den oxydativen Stress werden sie in unlösliche Formen verwandelt und lagern sich überall im Körper um die Kapillaren herum ab, als organische Säuren und degenerative Eiweisse (Amyloide). Durch diese Einlagerungen entsteht eine Resistenz gegen Insulin und die anderen Hormone, welche den Appetit und den Energiehaushalt regulieren.

Die Mitochondrien, die Kraftwerke der Zellen

Der Stoffwechsel in den Zellen (Intermediärstoffwechsel) gleicht in seiner Genialität einem äusserst komplexen chemischen Riesenlabor, in welchem tausende chemische Reaktionen in präzis kontrollierter Weise und Ordnung ablaufen. Die Glukose dient der Energieversorgung für diesen enormen Stoffwechsel und liefert die Energie für die Zellen.

Im Inneren jeder Zelle, im Zytoplasma, finden sich beim Gesunden etwa 1500 Mitochondrien, die man als Kraftwerke der Zellen betrachten kann. Dringt die Glukose in die Zellen hinein, so gelangt sie in die Mitochondrien hinein, welche sich verteilt im Zytoplasma befinden. Dort wird sie schrittweise abgebaut, bis nur noch Kohlendioxyd und Wasser übrigbleiben. Bei all diesen Abbauschritten wird viel Energie frei. Diese wird chemisch gespeichert, indem das Molekül Adenosindiphosphat (ADP) ein zusätzliches Phosphoratom erhält, so dass es zu Adenosintriphosphat wird (ADP + P = ATP).

Viele chemische Reaktionen in unserem Stoffwechsel, besonders diejenigen, welche dem Aufbau grosser Moleküle dienen, benötigen Energie, um ablaufen zu können. Das Adenosintriphosphat (ATP) liefert diese Energie, indem es das dritte Phosphoratom wieder abgibt. Die Mitochondrien und das stetige Vorhandensein von Glukose, welche durch die Wirkung des Insulins in die Zellen eindringt, sind also absolut lebensnotwendig für die Bildung von ATP-Molekülen in den Zellen.

Insulin bewirkt also den Einstrom der Glucose in die Zellen. Besonders in den Leberzellen löst das Insulin die Aktivierung einer Serie glukoseverbrauchender Reaktionen aus (anaboler Ast). Bedeutsam ist die indirekte Aktivierung des Enzyms Glykogensynthetase (GYS). Dieses Enzym bewirkt, dass Glucose zu tierischer Stärke (Glykogen) aufgebaut wird und in dieser Form gespeichert wird, als Vorrat für Momente erhöhten Bedarfs.

Der Einfluss der Nahrung auf den Blutzuckerspiegel und die Gesundheit

Glykämischer Index und glykämische Ladung

Die Aufnahme von Nahrung lässt den Glukosespiegel im Blut ansteigen, bis er durch die Ausscheidung von Insulin und durch die Verwertung der Glukose in den Zellen wieder abfällt.
Für die Heilung der Gewichtsprobleme ist die Wahl von Nahrungsmitteln entscheidend, welche den Blutzuckerspiegel nur wenig und langsam ansteigen lassen. Diese haben einen tiefen glykämische Index und eine niedrige glykämische Ladung. Die Tabellen im Anhang geben Auskunft über den glykämischen Index und die glykämische Ladung verschiedener Nahrungsmittel.

Der glykämische Index (glycemic index GI)

Die Geschwindigkeit, das Ausmass und die Dauer mit welcher ein Nahrungsmittel beim gesunden Menschen die Erhöhung des Blutzuckerspiegels bewirkt, bezeichnet man als *glykämischen Index (GI)* Bildhaft entspricht er der Fläche unter der Anstiegskurve der Blutglukose. Zu seiner Bestimmung wird der Glukosegehalt im zu testenden Nahrungsmittel errechnet. Dann wird die Anstiegskurve einer bestimmten Menge dieses Nahrungsmittels gemessen und mit derjenigen einer gleichen Testmenge mit reiner Glukose verglichen. Ein hoher glykämischer Index bedeutet, dass das Nahrungsmittel bei seinem Verzehr einen raschen, hohen Blutzuckeranstieg erzeugen, der die Ausschüttung einer grossen Menge Insulin auslöst, um eine rasche Rückkehr des Blutzuckerspiegels zurück zur Norm zu bewirken. Nach einem Nahrungsmittel mit tiefem glykämischem Index steigt der Blutzucker später, langsamer und länger an, was eine viel geringere Ausschüttung von Insulin benötigt. Nahrungsmittel mit hohem glykämischem Index wie die so genannten einfachen Zucker, Speisen aus weissem Auszugsmehl und raffiniertem Zucker, enthalten Glukose in schnell verfügbarer Form. Sie haben einen hohen glykämischen Index und gefährden uns für Diabetes mellitus und dessen Folgekrankheiten, für Bluthochdruck, Herzkeislaufkrankheiten und Arteriosklerose.

Die glykämische Ladung (glycemic load, GL)

Die glykämische Ladung eines Nahrungsmittels berechnet man, indem man seinen glykämischen Index (GI) mit seinem Gehalt an reinen Kohlenhydraten multipliziert. Nahrungsmittel mit hohem glykämischem Index und hoher glykämischer Ladung stören den Fettstoffwechsel empfindlich. Sie erzeugen einen erhöhten Blutgehalt an gesättigten Fettstoffen (Triglyzeridspiegel) und einen tieferen HDL-Cholesterinspiegel[144, 145, 146]. Sie gefährden uns ganz besonders für Adipositas, Diabetes mellitus Herz-Kreislaufkrankheiten und Arteriosklerose. In einer Studie, die 75521 Frauen während 10 Jahren betreute, entwickelten diejenigen, die sich mit Nahrungsmitteln von hoher glykämischer Ladung (GL) ernährten, viel häufiger einen Herzinfarkt[147]. Noch mehr Herzinfarkte erlitten diejenigen

Frauen, die zusätzlich adipös waren und bei denen bereits eine Insulinresistenz nachgewiesen worden war[148].

Raffinierte Auszugsmehle enthalten mehr Stärke und weniger Fasern (Ballaststoffe), weniger sekundäre Pflanzenstoffe und essentielles Öl mit mehrfach ungesättigten Fettsäuren. Mehrere vergleichende Studien haben gezeigt, dass ein vermehrter Verzehr von Vollkorn anstelle von Weissmehlspeisen das Herzinfarktrisiko wirksam senkt[149,150,151,152,153].

Oxydativer Stress im Zentrum der Ursachen degenerativer Krankheiten

Oxydativer Stress steht im Zentrum der Ursachen von Krebs, Herz-Kreislaufkrankheiten, neurodegenerativer Krankheiten und Demenz.

Durch ungeeignete Ernährung, durch Reizmittel, Umweltbelastungen und ungeordnete Lebensweise, ionisierende, UV-A- und elektromagnetische Strahlung und, wie wir bereits gesehen haben, häufige hohe Blutzuckerspiegel und Verzuckerung der Gefässinnenwände (Glykation) erleidet der Organismus oxydativen Stress. Dabei entsteht eine Stoffwechsellage, bei der eine das physiologische Ausmass überschreitende Menge an reaktiven Sauerstoffverbindungen (R.O.S. = reactive oxygen species) anfällt. Diese hochreaktiven oxydierenden Substanzen sind Moleküle mit mindestens einem ungesättigten Elektronenpaar, wodurch sie besonders reaktiv sind. Sie entstehen in den Mitochondrien, den die Glukose abbauenden „Kraftwerken" der Zellen, durch Elektronenübertragungen und das Enzym Cytochrom P 450 Oxydase.

Dabei bilden sich das Superoxydanionenradikal (O_2^-), Wasserstoffsuperoxid (H_2O_2), das Hydroxydradikal (OH*) und Nitroxygen (NO*).

Gesunde Zellen können dadurch, dass sie neutralisierende Substanzen bereithalten, diese hochreaktiven Sauerstoffverbindungen neutralisieren. Die wichtigste antioxydative Substanz, die der Körper hierfür bereitstellt, ist Glutathion, ein Peptid, das er aus den drei Aminosäuren Glutaminsäure, Cystein und Glycin herstellt. Weitere wichtige Antioxidantien sind Ubichinon (aktiviertes Coenzym Q 10), die Vitamine A, C und E, sowie Selen und eine Vielzahl sekundärer Pflanzenstoffe aus vegetabiler Nahrung.

Bei oxydativem Stress im Stoffwechsel sind diese Reserven erschöpft. Dann kann oxidiertes Glutathion nicht mehr genügend in seine aktive, reduzierte Form zurückverwandelt werden, da auch das Enzym Glutathionreduktase erschöpft ist, wie auch andere Entgiftungsenzyme, so die Peroxyddismutase und die Katalase. Dadurch bleiben die hochreaktiven Oxidantien (R.O.S.) im Stoffwechsel liegen und beschädigen grosse Moleküle (Makromoleküle) in- und ausserhalb der Zellen.

Dies hat gefährliche Folgen. Die ungesättigten Fettsäuren der Zellmembranen werden oxydiert (Lipidperoxydation), was zum Untergang von Mitochondrien führt, so dass die Zellen sich erschöpfen, und viel mehr Energie aufwenden müssen zur Erhaltung ihres elektrischen Membranpotentials. Hinzu kommt die Beschädigung der lipidhaltigen Myelinscheiden der rasch leitenden Nervenfasern im Gehirn und Rückenmark und in den Nerven ausserhalb des zentralen Nervensystems durch die Lipidperoxydation.

Hinzu kommt weiterhin die Beschädigung von Eiweissen (Proteinperoxydation) und der Erbsubstanz (DNA-Peroxydation), was zur Spaltung der DNA-Moleküle der Erbsubstanz (Genmutationen) und dadurch zur Umwandlung gesunder Zellen zu Tumor- oder Krebszellen führt.

Die Nahrungsenergie

Die rein thermische Nahrungsenergie in Kalorien:

Energiegehalt der drei Nahrungsstoffarten und des Alkohols	
Fette	9 Kcal pro Gramm
Kohlenhydrate	4 Kcal pro Gramm
Eiweisse	4 Kcal pro Gramm
Alkohol	7 Kcal pro Gramm

Diese Angaben entsprechen nicht ganz genau der Wirklichkeit. Sie sind zur Vereinfachung der Rechnung auf ganze Zahlen abgerundet worden.

Das Problem der Nahrungsenergie

Die offiziell anerkannten Diätempfehlungen basieren auf einem Verständnis der Nahrungsenergie in Form reiner Wärmeenergie (Kalorien) und damit auf dem *1. Hauptsatz der Thermodynamik*, der 1842 vom deutschen Arzt Julius Robert Mayer formuliert wurde. Er bildete 1847 die Grundlage für die Formulierung des Energierhaltungsgesetzes von Hermann von Helmholz. Es besagt, dass in einem geschlossenen System bei mechanischen oder chemischen Prozessen keine kalorische Energie verloren geht, sie bleibt erhalten. 1865 erkannte aber der deutsche Physiker Rudolf Clausius, den Widerspruch des ersten Hauptsatzes zur Realität und formulierte den *zweiten Hauptsatz der Thermodynamik*, der besagt, dass wohl die thermische Energie in einem geschlossenen System nicht verloren geht, aber bei allen spontan ablaufenden chemischen oder mechanischen Prozessen entsteht physikalisch gesehen Unordnung. Er nannte diese Entropie und bewies damit, dass spontan ablaufende Prozesse nicht umkehrbar sind, so dass das Perpetum mobile (ein Motor, der ohne Energiezufuhr läuft) nicht möglich ist.

Mit Clausius kam ein neues Verständnis der Qualität von Energien auf. Diese Erkenntnisse sind in die Wissenschaften der Chemie und Physik aufgenommen worden, erstaunlicherweise aber bis heute nicht in die Medizin und die Ernährungswissenschaft. Maximilian Bircher-Benner hat dies in seiner 1905 in Berlin publizierten Ernährungslehre korrigiert und den zweiten Hauptsatz der Thermodynamik auf die Nahrungsenergie angewandt[154,155]. Damit bekamen die lebendigen Nahrungsmittel aus Pflanzen, welche über die Photosynthese verfügen, die höchste verfügbare Nahrungsenergie. (Vergleichen Sie hierzu das untenstehende Kapitel „Zweierlei Nahrungsenergie“).

Bircher-Benners Verständnis der Nahrungsenergie nach ihrem qualitativen Wert ist durch die neuen Forschungen der Biophysik, der Biophotonenforschung und der Molekularbiologie in jeder Hinsicht bestätigt worden[156,157,158,159,160,161,162].

Die biophysikalische Qualität und Ordnung der Nahrungsmittel bildet die Basis der Diätetik, die diesem Buch zu Grunde liegt. Der erstaunliche Mangel des heutigen medizinischen Paradigmas an diesen Kenntnissen ist der Grund, dass eine dauerhafte Heilung der Adipositas und des Diabetes des Typs 2 mit den allgemein

Das Grundregulationssystem des zarten Bindegewebes (Matrix)

Im Körper sind alle Zellen der Organe in die Zwischenzellsubstanz des zarten Bindegewebes eingebettet. Dieses durchdringt alle Organe und Strukturen. Sie besteht aus einem dichten, molekularen Netzwerk (Matrix) aus Zucker-Eiweissmolekülen, die man Proteoglykane nennt und ist von einer reichhaltigen Flüssigkeit durchtränkt (Zwischenzellflüssigkeit). Das zarte Bindegewebe enthält spindelförmige Zellen, welche das Netzwerk der Zwischenzellsubstanz aufbauen und nach Notwendigkeit laufend anpassen. Die Blutkapillaren durchziehen diese Zwischenzellsubstanz mit ihrem Netzwerk, so auch die Nervenendigungen des vegetativen Nervensystems.

Ausserhalb des Gehirns und Rückenmarks sind die Kapillaren mit Absicht undicht. So können die Nährstoffe und Hormone des Blutes aus den Kapillaren hinaus und in die Zwischenzellsubstanz austreten und durch das molekulare Netzwerk hindurch zu den Zellen gelangen. Dieses dient als Molekularsieb. Gleichzeitig ist es unser Leitungs- und Speichersystem für die biologische Information, die Information in unserem lebendigen Organismus. Es gibt keinen direkten Kontakt der Blutkapillaren mit den Zellen unseres Körpers. Sie durchdringen die Zwischenzellsubstanz und machen dort ihre Schlaufe zu den abführenden Venen. Die Zwischenzellsubstanz wird durch das komplexe System der Lymphgefässe drainiert und in den Lymphknoten gereinigt. Dann wird sie als gereinigte Lymphe durch die grossen Lymphgefässe in das Venenblut zurückgeführt.

Die Nerven enden blind in der Zwischenzellsubstanz. Jede Information des Nervensystems an die Zellen und von den Zellen zum Nervensystem, wird durch das molekulare Netzwerk der Proteoglykane hindurchgeleitet. Darum breitet sich jede Information immer im ganzen Körper aus: Das System reagiert immer als Ganzes, wessen die Akupunktur, zu Beispiel, sich zu Nutze macht. Dieses komplexe System ist unser „Grundregulationssystem“[166].Alle Zellen unseres Körpers werden durch die Zwischenzellsubstanz und das Netzwerk aus Proteoglykanmolekülen hindurch mit biologischer Information, mit Hormonen, Nährstoffen und Sauerstoff versorgt.

Die Bedeutung der Nahrungsökonomie[167]

Nahrungsökonomie bedeutet, dass die Ernährung in ihrer Zusammensetzung dem Bedarf unserer Biologie genau entsprechen muss, so dass nichts zu viel und nichts zu wenig zugeführt wird. Der Körper braucht sehr wenig Nahrung, aber deren Zusammensetzung muss möglichst genau auf den biologisch vorgegebenen Bedarf abgestimmt sein. Ein Übermass an sinnlos zugeführten Nahrungsstoffen kann unser biologisches System nicht bewältigen. Dies erzeugt die ganzen „Zivilisationskrankheiten“, die unsere Spitäler und Arztpraxen füllen.

Die Nahrungsökonomie und die Nahrungsenergie sind für die Gesunderhaltung der komplexen Zwischenzellsubstanz und unseres Grundregulationssys-

tems entscheidend, sowohl im Körper als auch im zentralen Nervensystem, jenseits der Blut-Hirnschranke.
Sinnlos und im Übermass zugeführt Nährstoffe und Giftstoffe aus einem kranken, überlasteten, übersäuerten Stoffwechsel und einem kranken Milieu im Magen und Darm können nicht bewältigt, nicht ausgeschieden werden. Darum bleiben sie als degenerative Stoffwechselschlacken im komplexen System der Zwischenzellsubstanz liegen. Dort behindern sie nach und nach den lebenswichtigen Austausch an Stoffen, Gasen und die Speicherung und den Fluss der biologischen Information. Die Zwischenzellsubstanz, auch Matrix genannt, ist der Ort, wo die ganze Morbidität des „zivilisierten Menschen“, seine Zivilisationskrankheiten, entstehen.

Zum System der Grundregulationen gehört auch das Milieu im Innern des Darms mit dem immensen Ökosystem der Darmflora. Wir haben gesehen, dass Autoimmunprozesse durch ein krankes Milieu im Darm und eine entartete Darmflora begünstigt werden, weil die Immunzellen unter solchen Bedingungen die notwendige Immunkompetenz nur mangelhaft erwerben können, um Fremd und Eigen, Nützliches von Schädlichem zu unterscheiden. Ein krankes Milieu im Darm ist ein riesiges Störfeld, das im ganzen Organismus die Grundregulation stark beeinträchtigt.

Die durch anaerobe Bakterien gebildeten Fäulnistoxine, gemeinsam mit den sinnlos zugeführten Nährstoffen, gelangen über das Pfortadersystem in die Leber und überfordern diese massiv. Sie verschlacken auch deren Zwischenzellsubstanz, so lange, bis die innersten Leberzellen der Leberläppchen zu Grunde gehen und durch Fettzellen ersetzt werden. So entsteht die Fettleber. Alles, was sie nicht entgiften und wasserlöslich machen kann, geht über die Gallengänge zurück in den Darm. Von dort bekommt sie es immer wieder zugewiesen, um wiederum zu versuchen, es zu entgiften. So zirkulieren die Fäulnistoxine und überschüssigen Nahrungsstoffe und Stoffwechselschlacken zwischen Darm und Leber (Enterohepatischer Kreislauf) und überlasten ihn. Dabei entstehen Hämorrhoiden durch Überlastung der Venen des Enddarmes, da sie mit dem Pfortadersystem verbunden sind.

Zudem fallen bei der allgemein verbreiteten Fehlernährung mit ihrem Übermass an Eiweiss, Fett und Zuckerstoffen im Stoffwechsel Riesenmengen an organischen Säuren an, stark oxydierende Ketonsäuren und andere so genannte R.O.S. (reactive oxydative species).
Diese überfordern unsere antioxydativen Systeme massiv. Vergleichen Sie hierzu das Kapitel über den oxydativen Stress und seine Folgen. Oxydation bedeutet Degeneration. Durch Oxydation veränderte Eiweisse werden oxydiert. Sie werden unlöslich und lagern sich als Amyloide überall, im ganzen Körper, in die Zwischenzellsubstanz ein. Sie oxydieren das Cholesterin, das auf seinem Transport zu den Zellmembranen im Blut innerhalb des LDL-Moleküls durch ungesättigte Fettsäuren geschützt ist. Durch Oxydation wird es unlöslich und lagert sich in den Arterien und im Herzen an Stellen rascher Blutströmung ein (Fatty streaks). Dies geschieht am Beginn der Arteriosklerose heute bereits in jungen Jahren.

Die R.O.S. oxydieren Eiweisse, so dass diese unlöslich werden und sich als Amyloide in die Netzstruktur der Zwischenzellsubstanz einlagern. Durch Einlagerung solcher β-Amyloide und TAU-Proteine in die Zwischenzellsubstanz des Gehirns entsteht die Alzheimerkrankheit, in den Arterien die Arteriosklerose, der Herzinfarkt, der Hirnschlag, in den Venen die Krampfadern, in der Synoviaschicht der Gelenke die Arthritis, in den Knäuelchen der Nierenkapillaren (Glomerula) die Nephrose, bis hin zum diabetischen Nierenversagen, in der feinen, bindegewebigen Struktur der Knochen und Knorpel die Osteoporose und die Arthrose, in der Schilddrüse die Hashimoto oder die Basedowsche Entzündung, in den Augen das Glaukom, der graue und grüne Star, bis hin zur Erblindung durch die Degeneration der Netzhaut (Makuladegeneration). Bricht die Regulationsfähigkeit des biologischen Systems zusammen, so entsteht Krebs, da das Immunsystem die täglich entstehenden Krebszellen nicht mehr erkennen und eliminieren kann.

Jede degenerative Entartung von Molekülen erkennt das Immunsystem als fremd, so dass Autoimmunreaktionen hinzukommen, als missglückter Versuch des Immunsystems, die fremdartig erscheinenden Substanzen zu zerstören, so dass die degenerativen Phänomene zusätzlich durch Autoimmunentzündungen beschleunigt werden, wie zum Beispiel beim Diabetes des Typs I.

Das Integralgesetz der Nahrung[168]

Die von der Natur vorgegebenen pflanzlichen Nahrungsmittel entsprechen in der Zusammensetzung ihrer Inhaltsstoffe am genauesten dem biologisch vorgegebenen Bedarf. Dabei muss beachtet werden, dass die verschiedenen Teile der Pflanzen, die Blüten, Früchte, Kerne, Nüsse, Blätter, Stiele und Wurzeln unterschiedliche Inhaltsstoffe haben. Manche Pflanzen schützen sich durch Toxine vor dem Tierfrass. Toxische Anteile müssen gemieden werden. Berücksichtigt man dies, so wird man der Forderung nach Nahrungsökonomie am ehesten gerecht, wenn man die Pflanze als Integral betrachtet und in seiner Ernährung alle Anteile berücksichtigt.

Die Lebendigkeit der Nahrung

Wie wir gesehen haben, ist ein hohes Energiepotential, ein hoher Anteil an lebendiger Nahrung aus Pflanzen, welche zur Photosynthese fähig sind, von grösster Bedeutung zur Bekämpfung aller degenerativen Krankheiten, wegen ihrer regenerativen Wirkung durch den hohen Gehalt an gespeicherten Photonen, der komplexen, das biologische System ordnenden Information aus dem Sonnenlicht. Zur Heilung der Adipositas und ihrer Folgekrankheiten ist ein hoher Anteil an lebendiger, vegetabiler Frischkost (Rohkost) von mindestens 70 % und am Anfang jeder Mahlzeit genossen, entscheidend. Dabei muss das Vitamin B12 ergänzt werden, das in Pflanzen nicht vorkommt. So lange das Übergewicht und damit die Resistenz auf die Hormone Leptin und Insulin besteht, ist eine reine Rohkostdiät aus lebendigen Vegetabilien, Pflanzenmilch und Nüssen über mehrere Monate am wirksamsten. Sie enthält auch die Pflanzenstoffe mit pharmakologischer Wirkung, die so genannten sekundären Pflanzenstoffe (Phytochemicals) in reinster Form.

Sekundäre Pflanzenstoffe (Phytochemicals)

Bei jeder Art von Übergewicht, bei Bulimie, Bing-Eating und Anorexie ist die Wahl von Nahrungsmitteln mit tiefem glykämischem Index (GI) von entscheidender Bedeutung. Dies sind Nahrungsmittel mit hohem „Ballaststoffgehalt", deren Zucker langsamer im Blut erscheinen, so dass der Blutzuckerspiegel möglichst gering ansteigt. Der glykämische Index vergleicht den Blutzuckeranstieg eines Nahrungsmittels mit demjenigen, den eine gleiche Kohlenhydratmenge reiner Glukose erzeugt.

Zum Beispiel haben Frischkorn, Erdnüsse, Linsen und Fruchtzucker, der ohne Insulin in die Zellen eindringt, einen GI von 40 %. Roggenkörner, Joghurt und Milch, Erbsen, getrocknete Bohnen, Äpfel, Spaghetti, Orangensaft, Orangen einen GI von 60 % Vollkornbrot, Naturreis, Haferflocken, Graubrot, Haushaltszucker einen GI von 80 %, Knäckebrot, Kartoffeln und -püree, Weissbrot, Mais und Cornflakes einen GI von 95 % bei einem GI von Glukose oder Malzzucker von 100 %.

Eine rasche Umwandlung der Nahrungsstoffe in Glukose muss vermieden werden.
Neben den „Ballaststoffen" beeinflussen noch andere Komponenten der Lebensmittel die Umwandlung der Pflanzenstärke in Glukose. Dazu gehören die Polyphenole der Randschichten der Früchte und Gemüse, die teils hitzelabilen Lektine der Hülsenfrüchte, die Phytinsäure aus Randschichten der Vollgetreide, Hülsenfrüchte und Ölsaaten und die Proteaseinhibitoren der frischen Sojabohnen, Mungbohnen, Gartenerbse, Erdnuss, Kartoffel, Vollreis, Mais, Hafer und des Vollweizens. Der glykämische Index, das heisst die Glukosebelastung des Stoffwechsels kann dadurch stark beeinflusst werden, dass die Nahrungsmittel durch die Küchenverarbeitung möglichst wenig aufgeschlossen werden, sondern möglichst in naturbelassenem Zustand genossen werden, also nicht püriert oder gemixt werden, es sei denn ein kranker Darm fordert deren Aufschliessen. Getreide und Hülsenfrüchte enthalten Amylase-Inhibitoren. Dies sind Substanzen, welche die Aktivität des Enzyms Amylase hemmen, so dass die Stärke langsamer in Zucker abgebaut wird. Man findet sie in den Samen der Getreide und Hülsenfrüchte. Amylase-Inhibitoren sind empfindlich auf Hitze, mit Ausnahme des Weizens, wo man sie im gebackenen Vollkornbrot noch finden kann. Hülsenfrüchte enthalten auch Tannine, welche die Stärkeverdauung verlangsamen und nach dem Kochen noch zu 50 % wirksam sind. Inzwischen ist wissenschaftlich anerkannt, dass eine vegetabile Ernährung, besonders mit Vollgetreide und Hülsenfrüchten den Verlauf des Blutzuckerspiegels dämpft und dadurch das Appetitverhalten reguliert. In der Diät müssen zudem alle sekundären Pflanzenstoffe (Phytochemicals) berücksichtigt werden, welche dazu beitragen, den Diabetes und alle anderen Folgekrankheiten der Adipositas zu verhindern, Pflanzenstoffe mit starker antioxydativer Wirkung, mit Blutdruck- und Cholesterinsenkender Wirkung, und immunmodulierende Inhaltsstoffe. Wir verweisen hier auf das Bircher-Benner Handbuch Nr.4 für Frischsäfte, Rohkost und Früchtespeisen. Dieses Buch ist eine grosse Hilfe für die Rohkosttherapie bei Adipositas und bei Untergewicht.

Die Diät kann ihre Wirkung erst so richtig entfalten, wenn durch den so genannten „nutritiven Reiz“ die Körperzellen vorgängig aufnahmefähig gemacht wurden. Zusätzlich zur Diät wird dieser ausgelöst durch den Einfluss von Licht, Luft, Wasser, körperlicher Tätigkeit. Auch die seelische Haltung hat einen grossen Einfluss auf den Heilungsvorgang. Durch eine angepasste Dosierung dieses „Reizes“ kann man selbst einen grossen Beitrag zu seiner Heilung leisten. Dabei muss man sich bewusst sein, dass auch hier die Regel gilt: schwache Reize fachen die Vitalität an, mittelstarke fördern sie und starke Reize hemmen die Vitalität.

Die Bedeutung der Bewegung

Bewegung senkt den Insulinbedarf. Tägliches Wandern reduziert den Blutzuckerspiegel deutlich und dauerhaft. Dies ist ganz besonders wichtig für die Verhütung der Folgekrankheiten der Adipositas und des Diabetes mellitus[169,170,171,172]. Verschiedene Arten der Bewegung sind sinnvoll. Dabei ist massvolle Anstrengung wirksamer als Kraft- und Leistungssport. Ein tägliches Wandern während mindestens einer Stunde gehört immer in den Therapieplan. Ideal ist gemässigtes Gehen, leicht aufwärts und leicht kühl gekleidet.

Für die Ferien und Kuraufenthalte ist es wichtig, die Stärke des Reizes des Klimas zu beachten. Das Mittelgebirge, zwischen 600 und 800 m.ü.M. und die Ostsee sind Regionen mit mittelstarkem Reiz. Sie sind besonders geeignet für Menschen, die an Herzbeschwerden leiden. Das Hochgebirge, über 1000 m.ü.M. und die Nordsee sind starke Reizklimata. Sie sind für Herzkranke ungeeignet, aber ideal, bei Allergien, Asthma und anderen Lungenbeschwerden, für geschwächte Menschen und wenn noch keine Beschwerden bestehen.

Die Bedeutung des Schlafs

Viele wissenschaftliche Arbeiten belegen, dass ungenügender und gestörter Schlaf eine Teilursache für Adipositas ist[173, 174, 175, 176, 177]. Eine Studie zeigte, dass Jugendliche mit zu wenig Schlaf unter der Woche und langem Nachholschlaf am Wochenende am stärksten zu Adipositas neigten[178]. Besonders wichtig ist der Vormitternachtsschlaf, da nach der Mitternacht die erholenden, tiefen NON-REM-Schlafphasen fast nicht mehr vorkommen. Mindestens 8 Stunden, besser 9 sind notwendig, wo irgend möglich 2 ½ Stunden vor Mitternacht. Der REM-Schlaf nach Mitternacht dient wenig der Erholung, sondern der seelischen Verarbeitung und der Vertiefung des Gedächtnisses. Es ist die Zeit, wo Gelerntes und Erlebtes sich „setzt" und die Auseinandersetzung mit Inhalten unseres unbewussten Seins stattfindet. Er ist entscheidend für die seelische Gesundheit. Schlaf ist durch nichts Anderes zu ersetzen.

Hüten Sie sich vor chemischen Schlafmitteln. Sie zerstören nachhaltig die Schlaffähigkeit, schädigen das Gedächtnis und gefährden die seelische Gesundheit. Oft ist bei Schlafstörungen eine elektromagnetische Belastung vorhanden oder es liegt eine Angst zu Grunde, welche verhindert, dass man das für den Schlaf nötige Vertrauen findet. Dann ist ärztliches Verständnis von grosser Bedeutung. Tiefe Ängste können durch Psychopharmaka (Anxiolytika) nicht geheilt werden, wogegen die klassische Homöopathie in der Hand des Erfahrenen Arztes und in hoher Potenz von grosser Hilfe sein kann.

Die Folgekrankheiten der Adipositas

Metabolisches Syndrom, Adipositas, Hypertonie, Diabetes mellitus

Das metabolische Syndrom wird auch Reaven-Syndrom, Syndrom X oder „tödliches Quartett“ genannt. Es ist die Folge der allgemeinen Fehlernährung und Adipositas und ist durch folgende vier Symptome definiert:

- Abdominale Fettleibigkeit (vermehrtes braunes Fettgewebe in der Bauchdecke und den Eingeweiden)
- Bluthochdruck
- Fettstoffwechselstörung: erhöhte Triglyceride, erhöhter LDL-Cholesterinspiegel
- Insulinresistenz mit gestörter Glukosetoleranz (latenter oder manifester Diabetes Typ 2)

Es entsteht durch die allgemein verbreitete Fehlernährung und Mangel an Bewegung. Durch massive, anhaltende Überlastung des Stoffwechsels werden im ganzen Körper organische Säuren und degenerativ veränderte Eiweisse (Amyloide) in die Zwischenzellsubstanz des zarten Bindegewebes, die Matrix, eingelagert und blockieren den molekularen Austausch zwischen den Zellen und den Blutgefässen, sowie den Nervenendigungen. Dieses zarte Bindegewebe durchdringt den ganzen Körper und es gibt keinen direkten Kontakt zwischen dem Blut und den Zellen, so dass jede Substanz, welche zu den Zellen gelangen muss oder von den Zellen ins Blut gelangen muss, durch die Zwischenzellsubstanz des zarten Bindegewebes hindurchdringen muss. Dieses dient den Zellen als Nährmedium. Laufend wird es vom Lymphsystem drainiert und gereinigt.

Die Zwischenzellsubstanz, die Matrix, ist durchdrungen von einem molekularen Netzwerk aus Zuckereiweissmolekülen (Proteoglykanen), welches als Leitungs- und Speichersystem für biologische Information dient. Durch dessen Verschlackung wird der Stoffaustausch und der Fluss biologischer Information massiv behindert. Wie wir bereits gesehen haben, ist es der Ort, wo die ernährungsbedingten „Zivilisationskrankheiten“ entstehen.

Von der Adipositas zum Diabetes mellitus

Durch diese Einlagerungen entsteht die Insulinresistenz und somit der Diabetes des zweiten Typs, denn das Insulin nicht mehr genügend an die GLUT-4 Glukose-Transportsysteme der Zellmembranen gelangen. So entsteht eine Resistenz gegen das Insulin, welche die Bauchspeicheldrüse längere Zeit durch vermehrte Produktion dieses Hormons kompensieren kann, bis sie sich erschöpft. Dann wird der Diabetes des Typs 2 manifest. Bei Übergewicht zeigt früh ein verminderter Glukosetoleranztest und ein erhöhter Insulinspiegel die Erkrankung in Richtung Diabetes mellitus an. In der Regel ist dann auch das Glykohämoglobin A1c im Blut erhöht, als Zeichen, dass in den vergangenen drei Monaten oft erhöhte Blutzuckerspiegel vorhanden waren. Später steigt dann der Nüchternblutzuckerspiegel an und wird der Diabetes mellitus manifest. Bei Insulinresistenz steigt der

Triglyceridanteil der Blutfette an. Diese Vorgänge finden Sie in unserem Bircher-Benner Handbuch Nr. 7 für Diabetiker eingehend beschrieben.

Von der Adipositas zu Bluthochdruck und zu den Herz-Kreislaufkrankheiten

Durch die allgemein verbreitete Fehlernährung mit viel zellfreiem Auszugsmehl, Zucker und industriell verkünstelter, mit Fruktose als Geschmacksverstärker angereicherter Nahrung, entstehen nach den Mahlzeiten hohe Blutzuckerspiegel (Blutglukosespiegel). Bei hoher Konzentration von Glukose, aber auch von Fruktose im Blut reagieren, wie wir gesehen haben, die Zucker direkt chemisch mit der Innenschicht der Gefässwände im ganzen Körper. Man nennt dies Glykation (Verzuckerung).

Diese innerste Schicht der Gefässe nennt man Endothel. Sie ist hochempfindlich. Dabei regulieren gerade diese innersten Zellen des Endothels der Gefässe den Aufbau und die Muskelspannung der ganzen Gefässwand und damit die Weite der Gefässe. Durch Verzuckerung verlieren die innersten Zellen der Gefässwände diese Fähigkeit (endotheliale Dysfunktion) und die Blutgefässe werden eng und verhärten sich. Der Gefässwiderstand steigt im ganzen Körper und so entsteht der Bluthochdruck.

Blutdrucksenkende Mittel versuchen dies zu kompensieren, indem sie Enzyme hemmen, welche die Gefässe zusätzlich verengen (Angiotensin, Renin). Dies bekämpft aber nicht die Ursache der Hypertonie, so dass immer mehr blutdrucksenkende Mittel eingesetzt werden müssen. Die Folgekatastrophen der Hypertonie, so besonders der Herzinfarkt und der Hirnschlag werden durch dieses Flickwerk höchstens etwas hinausgezögert aber nicht verhindert.

Ein hoher Cholesterinspiegel, besonders des LDL-Cholesterins korreliert statistisch mit einem erhöhten Herzinfarktrisiko. Darauf basiert die Idee cholesterinreduzierter Diäten. Cholesterin wird aber zu 90 % von der Leber und in der Darmschleimhaut produziert und ist ein äusserst wichtiger Stoff als Bestandteil der Zellmembranen des ganzen Körpers und für die Synthese von Hormonen. LDL (Low density Lipoprotein) transportiert das vom Körper synthetisierte Cholesterin zu den Zellmembranen. Dabei ist das Cholesterinmolekül im LDL-Molekül durch einen Mantel aus mehrfach ungesättigten Fettsäuren vor Oxydation geschützt. Durch die allgemein verbreitete Fehlernährung entsteht oxydativer Stress. Dabei werden die ungesättigten Fettsäuren des LDL-Moleküls oxydiert, Das LDL-Cholesterin wird „ranzig". Oxydiertes Cholesterin lagert sich an Stellen hoher Flussgeschwindigkeiten des Blutes als „Fatty Streaks" in die Gefässwände ein und trägt dadurch zur Entstehung der Arteriosklerose bei, da die Fesszellen (Makrophagen) oxydiertes Cholesterin nicht abbauen können. Diese Phänomene finden Sie in unserem Bircher-Benner Handbuch Nr. 19 für Bluthochdruck-, Herz- und Arteriosklerosekranke eingehend beschrieben.

Die Stoffwechselwirkung der Bewegung und des Ruhens

Die Gründe, warum bei Bewegungsmangel vermehrt braunes Fettgewebe in die Bauchdecken und die Eingeweide eingebaut wird, sind nicht bekannt. Doch entsteht besonders bei dessen Vermehrung das metabolische Syndrom und die Resistenz auf Leptin und Insulin. Zusätzlich zur Diät sind täglich 1 Stunde Wanderns notwendig, um diese Fettgewebe allmählich wieder abzubauen. Bei Bewegung, Anstrengung, Erregung, wird der Sympathikusanteil des vegetativen Nervensystems aktiviert, so werden β-adrenerge Rezeptoren der Fettgewebszellen aktiviert, welche das Enzym Lipase erzeugen, so dass Fett abgebaut wird. Bei Ruhe, Schlaf und Erholung wird der parasympathische Anteil des vegetativen Nervensystems aktiviert und wird Fettgewebe aufgebaut[183].

Der Einfluss des Körpergewichtes auf die Sterblichkeit (in %, verglichen mit Normalgewicht)

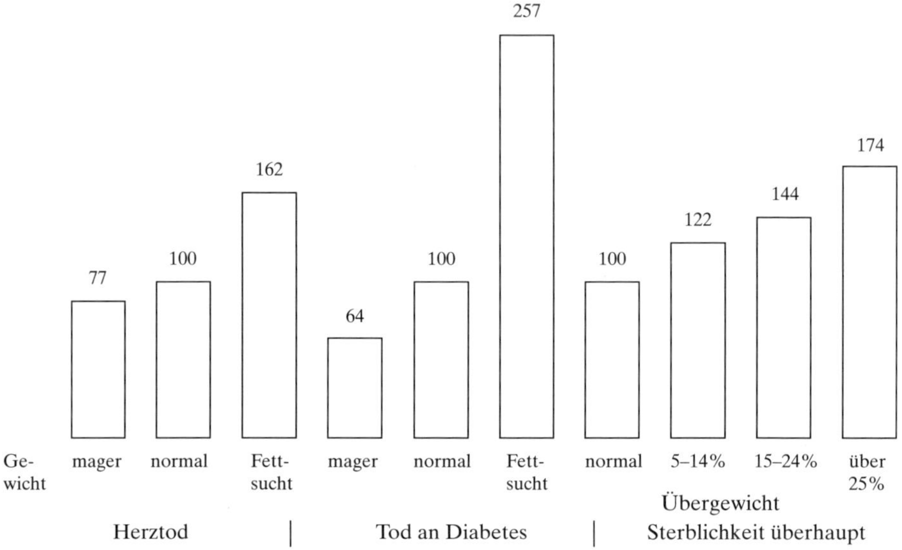

Allgemeine Richtlinien zur Ordnungstherapie der Adipositas

Die Grundpfeiler der Therapie sind

- die in diesem Buch beschriebene Diät,
- das Körpertraining,
- die Lebensordnung,
- die körperliche und seelische Hygiene

Zur Diät

Die Erforschung der Regulation des Appetits und Körpergewichts ist weit fortgeschritten, denn die Pharmaindustrie sucht seit Jahrzehnten in der ihr eigenen Geschäftigkeit nach Medikamenten, welche das Problem der Adipositas und die Störungen des Appetits beeinflussen würden. Diese Idee geht nicht an die Ursache und die bis heute gefundenen Substanzen haben alle zu starke Nebenwirkungen, da sie in sehr empfindliche Regulationsvorgänge eingreifen, so dass sie nicht zugelassen werden können.

Aus der Grundlagenforschung und aus klinischen und epidemiologischen Arbeiten ist heute die Basis gelegt worden für ein Umdenken, für ein frühzeitiges Angehen der Ursachen, schon im Kindesalter und für eine ganz andere, neue Ernährung, so wie sie in unseren Handbüchern beschrieben ist. Die Ernährung soll für gesunde Menschen aus *drei Mahlzeiten* bestehen. Unsere Hormonspiegel richten sich nach dem Sonnenstand, dem Tageszyklus mit Maximum am Mittag. Darum ist es biologisch vorgegeben, dass die eigentliche *Hauptmahlzeit am Mittag* sei, mit morgens und abends einer leichten, frugalen Nebenmahlzeit und für Diabetiker zwei bis drei weiteren kleinen Zwischenmahlzeiten.

Jede Mahlzeit muss *mit Früchten beginnen* wegen ihres hohen Gehaltes an krebsschützenden Flavonoiden, denn diese wirken nur während rund 4 Stunden. Obst ist reich an Enzymen, so dass es ganz leicht verdaulich ist. Früchte bleiben, besonders wenn man dazu etwas trinkt, nicht im Magen liegen. Zum Obst können Nüsse und Mandeln genossen werden. Das Obst gelangt direkt in den Zwölffingerdarm und unterhält im ganzen Darm die gesunde Darmflora. Am Mittag soll *Salat und Rohgemüse* nachfolgen, fein und geschmackvoll zubereitet und angerichtet. Da nun die Speisen längere Zeit im Magen bleiben, soll man nun *nicht mehr trinken*, um die Säure und Verdauungsenzyme im Magen nicht zu verdünnen. Zum Anrichten sollen für die Salatsaucen ausschliesslich kalt gepresste *Pflanzenöle* verwendet werden, wie Sesam-, Sonnenblumen-. Raps-. Distel- oder Olivenöl. Dabei soll immer ⅓ Leinöl zugegeben werden, um den Gehalt an Omega 3 Fettsäuren sicher zu stellen. Olivenöl enthält überwiegend einfach ungesättigte Fettsäuren, so dass es im Gegensatz zu allen mehrfach ungesättigten Pflanzenölen erwärmt werden darf (bis zu 170°) und an warme Speisen gegeben werden darf. *Gekochtes Speisen* sind nicht nötig, jedoch besonders im Winter zur Hauptmahlzeit angenehm. Um gesund zu bleiben, sollten sie der Rohkost nachfolgen und höchstens 30 % der Mahlzeit ausmachen. Am geeignetsten sind ein bis zwei Gemüse und dazu etwas Vollreis, Kartoffel, Mais, Hirse, Quinoa oder Gerste in Vollkornqualität im Dampfkochtopf oder Steamer zubereitet. *Salz* muss sparsam eingesetzt werden, besonders, wenn ein Bluthochdruck schon besteht. Wegen der Verschmutzung der Meere geben wir heute dem Steinsalz gegenüber dem Meersalz den Vorrang. Man kann mit wenig Salz sehr geschmackvoll kochen und stattdessen mit Zwiebeln, Knoblauch und Kräutern aller Art einen reichen, duftenden Geschmack erreichen. Dies kann man leicht erlernen. Vergleichen Sie hierzu unser Bircher-Benner Handbuch Nr. 9: Essensfreude ohne Kochsalz, mit bewährten Rezepten aus der berühmten Bircher-Benner Klinik. Als *Frühstück* eignet sich das Birchermüesli nach dem in diesem Buch vorhandenen Originalrezept mit Mandelpüree besonders und dazu eine frisch zubereitete Mandel- oder Sesammilch. Wegen des Gehalts des Obstes an Fruktose und Sorbit benötigt diese Früchtespeise wenig Insulin. Das Birchermüesli sättigt voll bis zum Mittagessen. *Alle Reizmittel,* wie koffeinhaltige Getränke müssen gemieden werden.

Am Beginn jeder Adipositasdiät ist eine mehrwöchige Heildiät aus reiner vegetabiler Frischkost (Rohkost) angezeigt. Diese bewirkt eine tiefgreifende Umstellung des Stoffwechsels, des Milieus im Darm und der Darmflora und eine Ausscheidung der Stoffwechselschlacken im zarten Bindegewebe. Erst wenn das Körpergewicht sich der Norm nähert, kann ⅓ warme, gekochte oder gebackene Kost nachfolgen. Dabei müssen die Mengen der warmen Kost ganz klein gehalten werden, sonst erfolgt keine weitere Gewichtsabnahme mehr. Ist bereits ein Diabetes vorhanden, so empfehlen wir, nach dem Bircher-Benner Handbuch Nr. 7 für Diabetiker vorzugehen.

In Verbindung mit einer neuen, allgemein gesunden Lebensweise mit viel Vormitternachtsschlaf, täglichem Wandern und Bewegen, einer guten, geordneten Einteilung des Tages und dem Meiden aller Reizstoffe, erfüllt die in diesem Buch beschriebene Heildiät die Forderung der vollständigen Ausheilung des Übergewichts, so dass die natürliche, hormonelle Regulation wieder einsetzt. Danach genügt die Frischkostreiche Vollwertkost. Um das Gewicht zu halten. Es ist aber wichtig, immer wieder Rohkostwochen einzuplanen.

Man achte auf einen hohen Gehalt an sekundären Pflanzenstoffen und Vitaminen, besonders die Vitamine A, B-Komplex, C, D, E, und Vitamin B12 und die Spurenelemente Chrom und Zink müssen in den oberen Normbereich gebracht werden. Lezithin, Inosit und Cholin, oft als Halbvitamine bezeichnet, wie auch die Omega-3 Fettsäuren sind wichtige Stabilisatoren der Membranen der Zellen und deren „Kraftwerke", der Mitochondrien. Sie sind zudem für die korrekte Verteilung der Fettstoffe (Lipide) im Körper von grosser Bedeutung und sollen in der Nahrung reichlich vorhanden sein.

Das Phospholipid Lezithin ist nicht nur im Eigelb, sondern auch in allen Pflanzen, besonders reichlich in Zellen pflanzlicher Samen und Sojabohnen, vorhanden. Lezithin schützt die Darmwand vor Bakterien und Toxinen. Es enthält mehrfach ungesättigte Fettsäuren und ist am Schutz des Cholesterins beteiligt, das im LDL-Molekül „verpackt" von seinen Syntheseorten in der Leber und Darmschleimhaut zu den Membranen der Zellen des ganzen Körpers und in das Myelin der Nervenscheiden des peripheren und zentralen Nervensystems gelangt. Seine mehrfach ungesättigten Fettsäuren sind besonders anfällig auf oxydativen Stress, gegen welchen die vegetabile Frischkost (Rohkost) in hohem Masse wirksam ist.

Fastenreaktionen und deren Behandlung

Tabelle VI

Typische Reaktionen an Fastentagen (Vollfasten oder Bettsafttag)	**Gegenmassnahmen: (Alle hier erwähnten Wasseranwendungen sind auf S. 105 genau erklärt.)**
Kopfschmerzen, Migräne, Übelkeit, Erbrechen, belegte Zunge, Hunger, Durst (erster Nachmittag, nächster Morgen überwunden)	Dunkles Zimmer, frische Luft, vollständiger Nahrungsstopp, Bittertee oder Blähungstee, Kamillentee, Zitronensaft
Verstopfung, Blähungen	– Heisse Bauchkompressen, Leibwickel, auch nachts – Heisse oder kalte Rückenkompressen auf Nacken und Rücken, je nach Bedürfnis und Aussentemperatur – Ableitende, krampflösende Bindegewebsmassage – Abführen: 2–3-mal 1 Liter Kamilleneinlauf, Treacle (Einlauf mit Zuckermelasse, 2–3 Essl. auf ½ Liter Wasser). Siehe S. 96
Niedergeschlagenheit, Heftigkeit, Gereiztheit, Unruhe, Affektausbrüche	– Aussprache – Ruhige, sichere, vertrauende Atmosphäre. Wenn nötig Ortswechsel zum Safttag
Unkontrollierbarer Diskussionsschwall	Nie Persönlichnehmen von heftigen Äusserungen und Unfreundlichkeiten, stets Freundlichkeit und Interesse in der Umgebung des Fastenden
Schlafstörung (2 bis 5 Nächte)	Zitronenschalentee und Honig (siehe Rezept Nr. 166), einige Rosinen abends, Dauerbad, Wadenwickel, Wassertreten, Beinmassage
Unbestimmte Glieder- und Gelenkschmerzen (Entwässerung, Blutzuckersturz, Steife, Muskelkrämpfe, Unruhe in den Beinen u. a. m.)	Lauwarmes Dauerbad, Wechselabreibungen oder mildes Lichtbogenbad
Verfrühte oder verspätete Monatsblutungen (öfters verfrüht)	Periodenableitende oder -anregende Bindegewebsmassage (nach Elisabeth Dicke)
– In den Wechseljahren: starke Wallungen, dann auffallender Rückgang klimakterischer Erscheinungen – Herzklopfen, Herzschmerzen	– Reibesitzbad nach Kuhne – Heublumensitzbad – Silbermanteltee (s. Rezept S. 139) – Armbad nach Hauffe (aufsteigende Temperatur)
Krämpfe in der Nieren- und Lebergegend, Magen, Darm und Gebärmutter	Wadenwickel kalt, Massage der Krampfzonen, warmes Bad, heisse Kompressen, Heublumensitzbad
Allergische Krisen, vorübergehend (Nesselfieber, Asthma, Schnupfen usw.)	Gegen allergische Zustände: – ableitende Massnahmen, harntreibende Tees, Kamillentee, Stiefmütterchentee – Abführen: Karlsbader Salz oder Glaubersalz (1 Suppenlöffel auf 200 g laues Wasser)

Das Gewicht kann an einem solchen Tag um 1–2 kg fallen, bei entsprechender Harnflut. Sind die Symptome stark, so kann eine Reihe einfacher Hilfen verabreicht werden, Kompressen, Aufschläge, Massage, Dauerbad usw., wie sie in der kleinen Übersichtstabelle (Tab. 6, S. 71) aufgestellt sind.

Es ist bei starken Reaktionen zu empfehlen, den Bettsafttag für weitere 1–2 Tage zu wiederholen, bis alle Symptome vorüber sind, um dann weiter auf Stufe 2: Rohkost fettarm, Rohkost mit Zulage – und schliesslich fettarme, salzlose Übergangsdiät überzugehen (siehe Kurplan 1. Woche Seite 108, Menüs und Rezepte).

Der Bettsafttag sollte zuerst 5 Tage nacheinander, dann möglichst für mehrere Monate einmal wöchentlich, später einmal alle zwei Wochen, durchgeführt werden, in der Folge in nicht mehr so strenger Abgeschiedenheit – etwa auf einer Chaiselongue, einem Gartenliegestuhl bei leichter Lese- oder Näharbeit mit zwischengeschalteten Schlafstunden. Die Reaktionen sind mit zunehmender Einspielung des Gleichgewichts im Stoffwechsel und mit der Erstarkung der Regulationsorgane immer weniger ausgeprägt und verschwinden schliesslich ganz, wenn die Gesundheit wiedererlangt und damit auch das Gewicht zur Norm gesunken ist.

Der Gewichtsverlauf

Ganz am Anfang wird viel Wasser mit Toxinen ausgeschieden, so dass das Gewicht sehr rasch sinkt. Danach ist ein gezackter Gewichtsverlauf typisch, wobei an den Tagen, an welchen das Gewicht wieder etwas höher ist oder nicht abgesunken ist, die Ausscheidung unvermindert fortfährt, so dass gemessene Umfänge weiter zurückgegangen sind, verbunden mit starker Harnausscheidung.

Typische Gewichtskurven

Diagramm 1

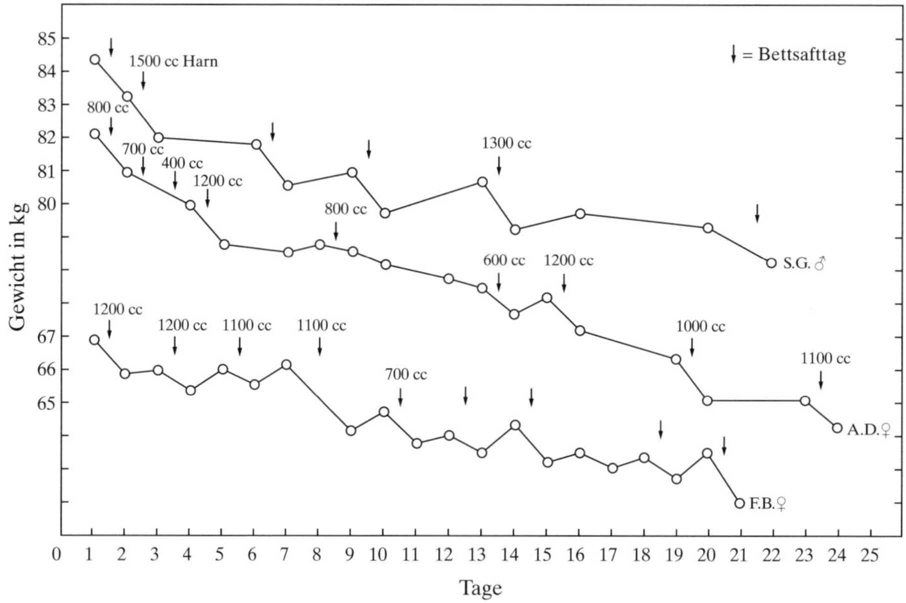

Verlauf des durchschnittlichen Körpergewichtes bei abwechselnder Saft-Rohkost und Vollkost-Diät nach Bircher

Diagramm 2

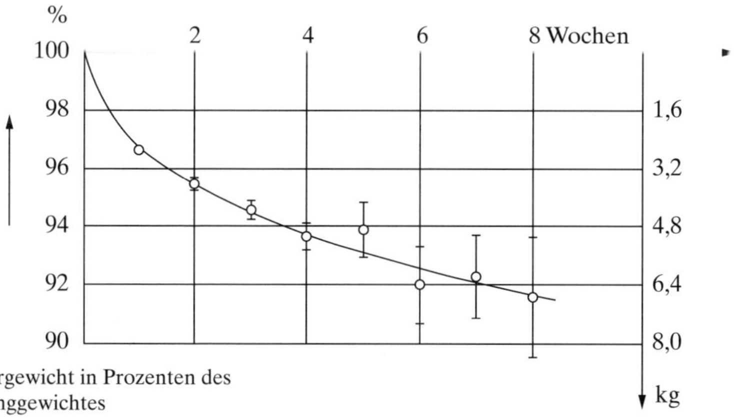

Körpergewicht in Prozenten des Ausganggewichtes

Abnahme des Gew. in kg bezogen auf Durchschnittsgewicht von 79,6 ~ 80 kg

Im Diagramm 2 ist eine Standardgewichtskurve dargestellt, die statistisch aus den Erhebungen an unseren Patienten berechnet wurde. Wir sehen daraus, dass die Gewichtsabnahme nach der ersten Woche 3,5 % beträgt, bei einer Kalorienzufuhr von 800–900 Kalorien. Eine 80 kg schwere Person hat also 2,8 kg abgenommen. Im späteren Verlauf ist recht deutlich zu sehen, dass nach der Entwässerung die Gewichtsabnahme bedeutend geringer wird, und wir konstatieren nach vier Wochen eine solche von 5,2 kg. Wir sind bestrebt, die Gewichtsabnahme, wie dies in dem Diagramm zum Ausdruck kommt, im Eigenrhythmus des Körpers vor sich gehen zu lassen, um keine schädlichen Nebenwirkungen zu verursachen und die erreichte Reduktion zu bewahren.

Das Cholesterin

Der Cholesterinstoffwechsel ist bei Übergewicht und Adipositas in der Regel gestört. und das Blutcholesterin zeigt meist stark erhöhte Werte.

Einfluss der Bircher'schen Diättherapie bei Adipösen auf das Serumcholesterin

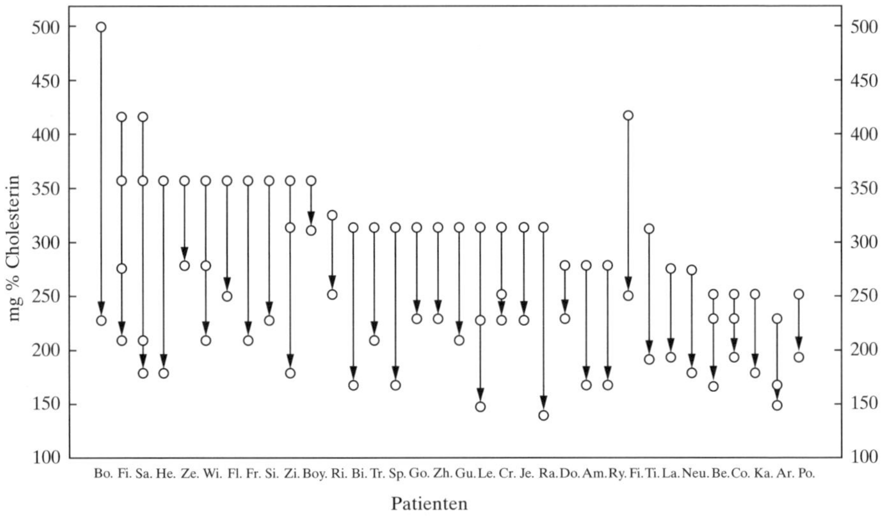

Das Serumcholestin ist nur teilweise abhängig von den durch die Nahrung aufgenommenen Cholesterinmengen, denn 90 % des Cholesterins wird in der Leber und im Darm synthetisiert. Die Leberzellen messen den Cholesterinspiegel des Blutes laufend. Bei Adipositas sind so viele Stoffwechselschlacken in die Zwischenzellsubstanz der Leberläppchen eingelagert, dass das Cholesterin ungenügend in die an die Leberzellen herankommt. Dadurch messen die Leberzellen falsch tiefe Cholesterinwerte und produzieren zu viel Cholesterin. Die Zwischenzellsubstanz der Leber reinigt sich relativ rasch, da die Leber besonders Stoffwechselaktiv ist. Dadurch geht die Überproduktion der Leber relativ rasch zurück, bis sich der Cholesterinspiegel normalisiert.

Die vegane Heildiät enthält kein Cholesterin, unsere vegetarische Vollwertkost weniger als 200 mg pro Tag, was zur Normalisierung des Cholesterinspiegels beiträgt. Während Jahren haben wir bei unseren Patienten diesen cholesterinsenkenden Effekt der Bircherdiät beobachten können. Es sei bei dieser Gelegenheit noch darauf hingewiesen, dass für die Entstehung der Arteriosklerose nicht so sehr der erhöhte Cholesterinspiegel des Blutes von Bedeutung ist, sondern viel mehr die Höhe der Blutzuckerspiegel und das Beheben von Oxydativem Stress, da nur das oxydierte, ranzige Cholesterin zur Arteriosklerose beiträgt. Völker, die wenig Fett, Speisen aus weissem Auszugsmehl und Zucker essen, haben viel weniger Arteriosklerose. Wir haben gesehen, wie körperliches Übergewicht zu einer Stoffwechsellage führt, die als metabolisches Syndrom bezeichnet wird und dass bei Adipositas Bluthochdruck, Diabetes und Arteriosklerose wesentlich früher im Leben die Gesundheit und das Leben gefährden.

Von 55 unter unseren adipösen Patienten, die in unsere Klinik kamen, hatten 34 einen mehr oder weniger stark erhöhten Wert des Cholesterins am Anfang der Diätbehandlung. Unter dem Einfluss der Diät zeigten alle diese ein starken Absinken des Cholesterinspiegels, wobei der grösste Teil sich innert weniger Wochen normalisierte. Fünf der Fälle mit stark erhöhtem Cholesterinwert waren Patienten, die angaben, sich vorwiegend von Fleisch zu ernähren, ja die gerade zum Zwecke der Gewichtsabnahme besonders Fleisch gegessen hatten. Noch immer zirkulieren Diätempfehlung zur Abmagerung mit hohem Eiweissgehalt. Diese sind sehr gefährlich und können ersthafte Gesundheitsschäden verursachen.

Einfluss der Bircher'schen Diättherapie bei Adipösen auf den Blutdruck

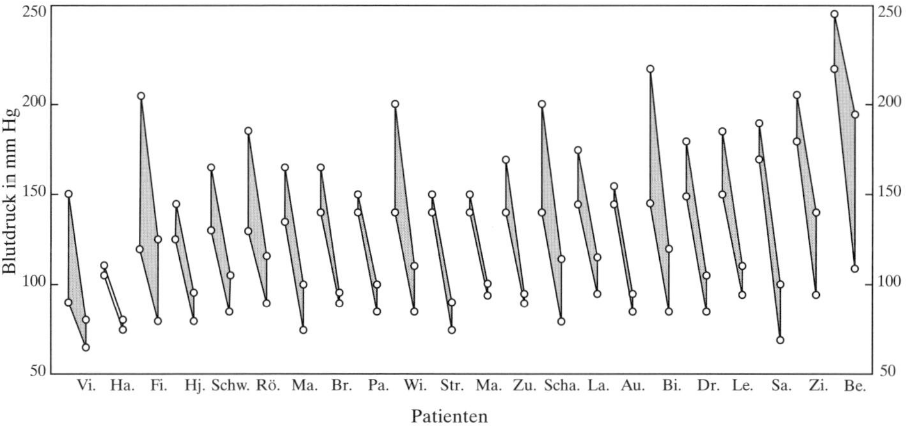

Der Blutdruck

Bei der Überwachung der Blutdruckwerte zeigten 25 von 88 Patienten aus unserer Klinik am Beginn der Diätbehandlung einen erhöhten Wert. Durch die Diät konnte dieser in vielen Fällen normalisiert werden: bei 17 Patienten ging der systolische Blutdruck am Schluss der Kur auf 120 bis 150 mm Hg und bei fünf, die mit sehr hohen Werten angekommen waren auf 150–220 mm Hg zurück. Bei drei Patienten blieb der Blutdruck während der Dauer der Diätkur unverändert, da die Verhärtung der Gefässwände, die Arteriosklerose, zu sehr fortgeschritten war. Wird die Diät aber über viele Monate konsequent weitergeführt, so baut sich die Arteriosklerose allmählich ab. Hierzu finden Sie viele wertvolle Informationen in unserem Bircher-Benner Handbuch Nr. 19 für Bluthochdruck-, Herz- und Arteriosklerosekranke. Stark erhöhte Blutdruckwerte müssen vorübergehend medikamentös gesenkt werden, bis die Diät ihre volle Wirkung entfaltet hat, um die Patienten vor einem Herzinfarkt oder Hirnschlag zu schüten. Dann können die Medikamente unter sorgsamer ärztlicher Kontrolle allmählich ausgeschlichen werden.

Bei allen unseren Patienten, die an Adipositas litten, ging der Fettabbau im Verlaufe der Behandlung gut voran, es kam zu keiner Übersäuerung des Organismus, wie dies als Auswirkung rein kalorisch reduzierter Abmagerungskuren die Regel ist. In 82 % der Patienten war der Blutzucker am Ende der Diätkur normal.

Erhöhte Bilirubinwerte (= gallenfarbstoff im Blut) wurden in 17 % der Patienten beobachtet; diese hatten durch das Übergewicht bereits einen Leberschaden erlitten. Im Verlaufe der Gewichtsreduktionsdiät wurde bei allen Patienten der Bilirubinspiegel normal.

Die Verbesserung der Blutviskosität
Die Viskosität des Blutes (= Dickflüssigkeit) war bei einem Drittel der Patienten bei Beginn der Diätkur deutlich erhöht, so dass das Blut nur langsam und dunkel floss. Dies normalisierte sich bei allen Patienten im Verlaufe der Diätkur. Die Rohkostdiät vermindert die Blutviskosität sehr stark, da sie die Zellmembranen der roten Blutkörperchen regeneriert, so dass diese sich beim Durchgang durch die Kapillaren wieder einrollen können. Damit gewinnen sie ihre Fähigkeit zurück, ein Vielfaches an Sauerstoff zu transportieren, so dass der Sauerstofftransport und Gehalt (PO2) im ganzen Organismus stark ansteigt.

Die Veränderung der Darmflora
Die mikrobiologische Untersuchung des Stuhles auf Escherichia Koli-Bakterien ergab bei 39 Patienten eine mehr oder weniger starke Veränderung. Bei 21 Patienten wurde nach einer Woche Diätbehandlung mit Erfolg eine Koli-Vakzine verabreicht, während bei den anderen 18 Patienten eine Normalisierung durch die Diät allein erreicht werden konnte. Dies zeigt sich am heller werden des Stuhls mit ockergelblicher Farbe. Wird die Diät mit hohem Rohkostanteil über mehrere Monate durchgeführt, so normalisiert sich die Darmflora immer mehr, auch ohne Koli-Vakzine.

Diese Veränderungen der Laborbefunde dieser Patientengruppe aus unserer Klinik zeigen, dass es im Verlauf der Diätbehandlung nach Bircher-Benner nicht nur zu einem Verlust überflüssigen Körperfettes kommt, sondern dass gleichzeitig sich eine Reihe regulatorisch-normalisierender Effekte ergibt. Die Insulinresistenz und die Leptinresistenz gehen zuverlässig zurück und der Appetit normalisiert sich, wenn auch erst, wenn das Körpergewicht sich der Norm nähert.

Essstörungen, Bing-Eating und Anorexia nervosa

Die Anorexia nervosa, die Bulimie und die Bing-Eating Störung werden als Essstörungen zusammengefasst. Bei allen Essstörungen liegt ein problematischer Umgang mit der Nahrungsaufnahme und dem eigenen Selbstbild vor. Während bei der Anorexia nervosa das Untergewicht dominiert stehen bei der Bulimie Heisshungeranfälle mit selbst ausgelöstem Erbrechen im Vordergrund, bei normalem Körpergewicht. Die Bing-Eating Störung ist definiert als Heisshungeranfälle ohne Erbrechen und Übergewicht. Diese verschiedenen Essstörungen können ineinander übergehen.

Unzufriedenheit mit der eigenen Figur, der Wunsch, dünner zu sein, Diäten und Auffälligkeiten im Essverhalten sind Phänomene, die bei Mädchen und jungen Frauen häufig beobachtet werden, ohne Krankheitswert. Entsteht daraus ein rigides, zwanghaftes Essverhalten und wird die Beschäftigung mit der eigenen Figur und dem Körpergewicht zwanghaft, so kann dies zu einer klinisch relevanten Essstörung führen, die chronisch und gefährlich werden kann.

Erst seit den 1960er-Jahren wurden die Essstörungen systematisch erforscht. Menschen, die dies entwickeln oder bereits daran leiden, fühlen sich nie gut genug. Sie sind besessen von Kontrolle und streben bewusst oder unbewusst nach Perfektion auf allen Ebenen. Auch fühlen sie sich innerlich leer und möchten diese Leere „stopfen". Ein Gefühl innerer Leere ist ein typisches Symptom einer Depression.

Jede Zweite Patientin mit Essstörung leidet auch an einer Depression, an Angst, innerer Leere, Sinnlosigkeit, an Traumen, Verlustangst, Unsicherheit, Identitätsverlust u. v. a. Dies sind Merkmale, die sowohl für Essstörungen, als auch für Depressionen typisch sind. Es wird ein tiefer seelischer Schmerz empfunden, der bei beidem ähnlich ist. Liegt eine Depression vor, so besteht zudem eine ängstliche, melancholische Stimmung, Müdigkeit, Erschöpfung, Reizbarkeit, fehlende Unternehmungslust (Antriebsstörung), Schlafstörungen Stimmungsschwankungen, ein Gefühl der Leere, unwichtig zu sein und ein unberechtigtes, quälendes Schuldgefühl.

Die Essstörungen haben verschiedene Ausprägungen. Man unterscheidet eine „Anorexia nervosa" von einer „Bulimia nervosa". Zu den zentralen Symptomen dieser beiden Essstörungen gehören eine ausgeprägte Angst vor dem Dickwerden (Gewichtsphobie), ein gezügeltes Essverhalten und eine gestörte Wahrnehmung des eigenen Körpers (des eigenen Körperschemas). Dies kann so weit führen, bis das Selbstwertgefühl der Patientinnen und Patienten fast nur noch vom Körpergewicht abhängt. Gelangt das Körpergewicht bis oder unter einen Body Mass index (BMI) von 17,5 kg/m^2, so ist dies als „Anorexie" definiert (altgriechisch: ὄρεξις = orexis oder „nervlich bedingte Appetitlosigkeit").

Die diagnostischen Kriterien der Anorexia nervosa

Das wichtigste Merkmal einer Anorexia nervosa ist die Störung des Selbstbildes und des Selbstwertgefühls. Unabhängig vom tatsächlichen, viel zu niedrigen Gewicht, wird der Körper als zu dick empfunden. Mit ihren Augen verfolgen sie dünne Frauen, mit Beinen „wie Stäbchen“ und eingefallenen Wangen und beneiden sie. Die Illusion der Selbstwahrnehmung unterscheidet die Anorexia nervosa ganz eindeutig von allen anderen Arten von Magersucht, wie der konstitutionellen, der krankheitsbedingten oder der altersbedingten Magersucht.

Die Patientinnen sondern sich seelisch ab. Oft beschreiben sie Mitmenschen, als unnahbar, als ob unter einer Glasglocke. Diese seelische Isolation ist ein Zeichen grosser seelischer Not und Krankheit. In der Regel sind die Patientinnen sehr ehrgeizig, sehr leistungsorientiert. Damit kämpfen sie um ihr Selbstvertrauen. Ständig kreisen ihre Gedanken um ihr Aussehen, ihr Gewicht, um die Ernährung, um ihren Selbstwert, um andere, welche ihren Idealvorstellungen scheinen nahe zu kommen. Sie fühlen sich anders, irgendwie besonders und sondern sich innerlich ab, auch wenn sie mitten unter Menschen sind.

Die zentrale seelische Ursache der Illusion in der Wahrnehmung anderer Menschen und ihrer selbst bei Anorexia nervosa ist Neid. Neid wurzelt ganz früh in der Entwicklung eines jeden Menschen. Bei Eifersucht geht es um drei Personen, um ein Gefühl von einem Dritten, einem Elternteil oder Chef, weniger geschätzt zu sein. Beim Neid gibt es nur zwei Personen: Neidische und der Beneidete. Neid entsteht ganz früh in der Zeit der kindlichen Entwicklung, sobald der Säugling erkennt, dass er nicht allmächtig ist, wo er das Gegenüber (Objekt) noch nicht als Ganzes erkennen kann, in der Zeit, wo auch die Schizophrenie ihre Wurzeln hat. Dem entsprechend weist die Anorexia nervosa auch schizoide Züge auf. Neid ist tödlich. Bei der Anorexia nervosa drückt sich dies in der Gewalt gegen sich selbst aus, in der Selbstzerstörung, an welcher jede Fünfte ihr Leben verliert.

Neid durchdringt die ganze Gesellschaft, er ist der Motor der Wirtschaft. Im Streben der Menschen nach Macht, besser zu sein, den Anderen, die andere Firma, das andere Volk zu vernichten. Jedes Verlangen mehr zu haben als zum Leben nötig ist, reicher zu sein als die Anderen erklärt sich durch Neid.

Die Reklame, die Mode basiert auf Neid, schöner, schlanker, eleganter zu sein. Die Welt der Werbung ist voll von Bildern, von Fotomodellen abgemagerter, junger Frauen, mit möglichst schmalem Gesicht und eingefallenen Wangen. Besonders gefährdet eine Pubertätsmagersucht zu entwickeln, sind Mädchen, die Ballettschulen besuchen oder Eiskunstlauf. Da geht es nur um Eleganz, Schlankheit, Leichtigkeit, Vergleich und Leistung. Die Redaktoren von Mädchenzeitschriften für Teenager sind erfüllt vom kommerziell motivierten Wunsch, die Mädchen für solche Ideale zu gewinnen. Neid der Männer auf Frauen ist nicht neu. Er ist die Wurzel jahrtausendealter Unterdrückung der Frauen und der Verweiblichung des Selbstbildes vieler Männer. So leben die Röcke und Perücken der Barockzeit heute bei manchen jungen Männern wieder auf, als Pferdeschwänze und Haarknoten. Neid ist die Ursache jedes Strebens nach Macht, die Ursache kleiner und grosser Kriege, Ursache von gewalttätiger Zerstörung, Ausgrenzung, Tod, von unsäglichem Leid.

Depression und Suizidalität

Bei der Anorexia nervosa richtet sich diese ganze Gewalttätigkeit nicht gegen andere, sie richtet sich gegen sich selbst, bis hin zur Selbstzerstörung. Diese drückt sich auch in der hohen Suizidrate aus: Das Suizidrisiko sinkt, je höher das Körpergewicht. „Am stärksten suizidgefährdet sind sehr schlanke Menschen", so die Wissenschaftler der Portland Universität. Bei einer Zunahme des BMI von 5 kg/m² sinkt das Suizidrisiko bei Männern und Frauen um 18 bis 24 Prozent. Am stärksten suizidgefährdet sind sehr schlanke Menschen[184]. Genetiker fanden bei Patienten mit Anorexia nervosa und anderen Patienten mit schwerer Depression ohne Anorexie, aber Suizidversuchen gemeinsame genetische Faktoren[185]. Wenn nicht an einem Suizid, so sterben die Patienten meistens an Infektionen oder an einem Herzstillstand.

Hormonelle Störungen
Bei den Frauen fällt die Periode aus (Amenorrhoe), während die Männer ihre Libido und sexuelle Potenz verlieren.

Formen der Anorexia nervosa
Man unterscheidet restriktive Formen, wenn die Patientinnen ihr Gewicht vor allem durch Nahrungsverweigerung reduzieren und bulimische Formen, mit Essanfällen und erzwungenem Erbrechen. Menschen, die an der „restriktiven Form" leiden verweigern die Nahrungsaufnahme mindestens teilweise, um ihr Körpergewicht stark zu reduzieren. Bei der bulimischen Form leiden die Patientinnen an Essanfällen, während denen sie unkontrollierbar grosse Mengen kalorienreicher Nahrung verschlingen, besonders diejenige Nahrung, die sie sich sonst verbieten. Danach fühlen sie sich gezwungen, Erbrechen zu provozieren, um das alles wieder los zu werden. Die Menge eines Essanfalls kann bis zu 10 000 Kalorien betragen. Sie verschlingen, was ihnen in den Weg kommt. Dabei ist die Möglichkeit sich zu kontrollieren in einem Masse aufgehoben, dass es vorkommen kann, dass sie zum Beispiel irgendwo versteckt in ein Hotel eilen und eine ganze Sachertorte verschlingen, um unbemerkt wieder zu verschwinden und sie so rasch als möglich wieder zu erbrechen. Werden sie bemerkt, so können sie in sehr unangenehme Situationen geraten. Bei anderen Patientinnen ist der Essenszwang etwas gezügelter und sie empfinden eine normale Mahlzeit bereits als Essanfall.

Kompensatorische Massnahmen
Zusätzlich zum Erbrechen kompensieren bulimische magersüchtige Patientinnen ihre Essanfälle oft mit der Einnahme von Abführmitteln (Laxantienabusus), denn sie leiden an quälendem Völlegefühl, Blähungen und Stuhlverhalten. Auch nehmen viele Entwässerungstabletten (Diuretika) ein, wenn die Aushungerung des Körpers, wie bei den Hungerleidenden Völkern, dem Kwashiorkor, Wassereinlagerungen (Oedeme) erzeugt hat oder die Idee sie quält, Gewicht durch die Ausscheidung von Wasser los zu werden. Manche Patientinnen nehmen Schilddrüsenhormone ein, da sie wissen, dass man dadurch Gewicht verliert. Damit gefährden sie ihre Gesundheit noch mehr. Die meisten Patientinnen und besonders die Männer betreiben exzessiven Sport, für ihr Aussehen und ihr Gewicht. Meist fühlen sie durch die Anregung des Kreislaufs und die Stresshormone, welche dies freisetzt, während des Sports und gleich danach etwas besser.

Bei der bulimischen Form der Anorexia nervosa unterscheidet man wiederum zwei Subtypen:

Der *„Purging Typ"* induziert regelmässig Erbrechen, nimmt Laxanzien- und oft auch zusätzlich Diuretika ein.

Der *„Non-purging Typ"* greift ausschliesslich zu anderen gewichtsreduzierenden Massnahmen, wie Fasten über 24 Stunden und extreme körperliche Betätigung.

Die Epidemiologie und das gefährdete Lebensalter

Selten kann die Anorexia nervosa schon im Alter von 7–8 Jahren entstehen. Ab dem zehnten Altersjahr nimmt die Häufigkeit zu. Am häufigsten leiden Jugendliche im Alter zwischen 16 und 18 Jahren an dieser Krankheit und weltweit sind Frauen 10-mal häufiger betroffen als Männer. In Deutschland zum Beispiel erkrankt heute jede hundertste junge Frau und jeder dreihundertste Mann an Anorexia nervosa (1,1 % der Frauen und 0,3 % der Männer). Seit einigen Jahren erkranken auch immer mehr Männer. Bei Ihnen ist der Verlauf oft besonders drastisch.

Gefahren und Symptome der Anorexia nervosa

Die Anorexia nervosa ist das gefährlichste unter den psychiatrischen Leiden. Je nach Alter und Region ist der Verlauf für jede fünfte bis zwanzigste erkrankte Person tödlich. Die Patientinnen leiden an Gedächtnisschwäche, Depressionen und quälenden Zwangsstörungen, welche um ihre äussere Erscheinung, um Essen, um übertriebenen Sport und um das Körpergewicht kreisen. Zudem leiden sie an vielen körperlichen Symptomen. Der Herzschlag verlangsamt sich (Bradykardie), oft treten Herzrhythmus-Störungen auf, welche die Patientinnen ängstigen. Der Blutdruck wird niedrig (Hypotonie). Leicht wird ihnen schwindlig. Der Magen und die Speiseröhre entzünden sich. Die Verdauung erliegt, mit Blähungen und Stuhlverstopfung (Obstipation) Der Körper kühlt aus, bis zur Unterkühlung, so dass sie ständig frieren (Hypothermie). Der hungernde Körper kann nicht mehr genug rote Blutkörperchen bilden (Anämie). Auch bilden sich bald zu wenig weisse Blutkörperchen (Neutropenie, Lymphopenie). Dadurch entsteht Immunschwäche, Anfälligkeit für Infektionen und Krebs. In schweren Fällen erlahmt die gesamte Blutbildung (Panzytopenie). Dann mangelt es an allen Blutzellen, auch an Blutplättchen für die Gerinnung und sie bekommen flohstichartige Blutungen (feine punkförmige Blutungen, Petechien). Die Haut wird trocken, die Haare fallen aus. Manchmal entsteht eine Lanugobehaarung an gewissen Körperstellen, besonders an den Armen oder im Gesicht, wie man sie bei Säuglingen sieht. Dieser feine Haarflaum ist verbunden mit vermehrtem Hautfett (Talg) und dient dem Schutz gegen Auskühlung. Bei den bulimischen Patientinnen und denjenigen, welche regelmässig Abführmittel einnehmen, entsteht eine Verschiebung der Elektrolyte im Körper, die sehr gefährlich werden kann (Hypokaliämie, Hypokalzämie, Hyponatriämie). Die körperlichen Schäden ähneln teils Denjenigen hungerleidender Menschen. Der Körper reduziert alles was zum Überleben nicht unbedingt notwendig ist. Im Gehirn entsteht eine Schrumpfung (Pseudoatrophie) und die Liquorräume (die Räume, die mit Hirnflüssigkeit gefüllt sind) erweitern sich. Damit verbunden sind geistige Funktionsstörungen (organisches Psychosyndrom), mit Gedächtnis- und Konzentrationsstörungen, sowie einer zusätzlichen, tiefgreifenden Wesensveränderung. Dies ist, wenn dieser Zustand nicht zu lange andauerte, teilweise reversibel. Die Knochendichte, welche in der Pubertät und Adoleszenz für das ganze Leben und besonders für die Menopause aufgebaut werden sollte, nimmt ab (sekundäre Osteoporose). Wunden heilen schlecht, Die Fingerspitzen und Zehen sind kalt und bläulich (Akrozyanose). Wunden und Schwielen an der Rückseite der Fingergelenke und Risse an den Mundwinkeln sind Zeichen selbst induzierten Erbrechens (Russell-Zeichen). Die Spiegel der Stresshormone Adrenalin und Cortisol sind erhöht, das freie Schilddrüsenhormon Throxin T3 (FT3) erniedrigt. Die Speicheldrüsen erkranken und verhärten sich (Sialoadenose) durch eine Störung des Speicheldrüsengewebes durch Fehlsteuerung des vegetativen Nervensystems. Häufiges Erbrechen greift die Zähne an, so dass sie kariös werden. Das Zahnfleisch erkrankt und schwindet.

Die Ursachenforschung zur Anorexia nervosa

Eine gewisse Erbkomponente wird angenommen. Eineiige Zwillinge die getrennt aufwachsen zeigen ähnliche Charaktereigenschaften[186, 187]. Beim Geschwister kommt es zu 50 % ebenfalls zu einer Anorexia nervosa, bei zweieigen Zwillingen, die getrennt aufwachsen dagegen zu 10 %. Das Belohnungsverhalten bei getrennt aufwachsenden eineiigen Zwillingen ist ähnlich[188]. Die Forscher einer grossen weltweiten Untersuchung des gesamten Genoms (der gesamten Erbsubstanz) von Anorexiepatientinnen identifizierten ein Gen (rs4622308) auf dem Chromosom 12. Sie vermuten eine Verwandtschaft mit dem genetischen Risiko für andere psychiatrische Krankheiten und Autismus. Sie kommen zum Schluss, dass die Krankheit sowohl seelische als auch metabolische und genetische Ursachen habe[189, 190, 191, 192, 193]. Doch hat es sich gezeigt, dass genetisch betrachtet keine einheitliche Störung vorliegt, sondern zahlreiche genetische Typen (Phänotypen) und Subtypen identifiziert werden können. Die Genetiker schliessen daraus, dass es sich um keine monogene Krankheit handelt, sondern dass zahlreiche genetische Varianten in unterschiedlichem Ausmass zu der Pathologie beitragen[194, 195, 196].

Soziokulturelle Risikofaktoren

Die Anorexia nervosa ist häufiger in Gesellschaftsschichten mit höherem Einkommen und wenn der Vater relativ alt ist. Typisch sind Familien mit enger Bindung, welche das Mädchen behüten, so dass der Wandel vom Mädchen zur Frau schwieriger ist. Es sind meist Familien, in welchen man hohe Anforderungen an sich selbst und an die Anderen stellt, wo man stets freundlich miteinander umgeht und Konflikte nicht austrägt. In solchen Familien erhält die Tochter oft eine Ausbildung in einer Ballett- oder Tanzschule oder in Eiskunstlauf. Über sexuelle Themen und Nöte wird kaum gesprochen. Die psychoanalytische Schule geht von einer Unterdrückung sexueller Triebe und Fragen aus. Tatsächlich unterdrückt das Mädchen seine sexuelle Entwicklung, da sexuelle Regungen oft sehr mit Angst besetzt sind.

Oft leiden die Patientinnen auch an seelischen Traumen und an den Folgen sexuellen Missbrauchs. Die systemische Familientherapie sieht bei der Anorexia nervosa ein krankes Familiensystem. Konflikte bleiben unterschwellig, überdeckt von einem Mantel gegenseitiger Besorgtheit und Freundlichkeit. Sie betrachtet die Tochter als Symptomträgerin eines solchen, kranken Familiensystems. Die Tochter kann ihre Regungen, Ängste und Aggressionen nicht ausleben, keine gesunde Autonomie und Ablösung erleben. Sie fühlt sich nicht ernst genommen, für vieles schuldig, wofür sie nichts kann und überfordert. Durch enorme geistige und körperliche Anstrengungen versucht sie eine Art Autonomie und einen Selbstwert zu finden. Die körperlichen Veränderungen der Pubertät empfindet sie als Bedrohung, bis sie ihren eigenen Körper, ihr Gewicht, ihre neuen Formen nicht mehr real erleben kann und so stark ablehnt, dass sie versucht, sie durch die Abmagerung zu beseitigen.

Seelische Traumen

35 % der Patienten mit Essstörungen berichten über seelische Traumen in der Kindheit. 10 % fühlten sich tyrannisiert, 9 % erlebten einen traumatischen Todesfall und 8 % sexuellen Missbrauch[197]. Familien, in welchen Gefühle und Wünsche nicht geäussert werden können, sind für tyranniserendes Verhalten in der Erziehung und sexuellen Missbrauch eher gefährdet. Junge Menschen mit Essstö-

sie während einer Woche ein Essprotokoll führt. Gemeinsam wird dieses betrachtet, wobei der Arzt an Hand des Protokolls die biologischen Zusammenhänge und Auswirkungen der Bulimie der Patientin noch einmal sorgsam erklärt.

Der Therapievertrag

Gemeinsam mit dem Arzt oder der Therapeutin erarbeitet die Patientin klare Richtlinien für die Ordnung und Einnahme der Diätmahlzeiten. Dabei soll möglichst viel diätetisches Wissen vermittelt werden. Wir verweisen hierzu auf das Bircher-Benner Handbuch Nr. 4: Frischsäfte, Rohkost und Früchtespeisen. Dieses Buch eignet sich hervorragend als Leitlinie für die Patientin und findet immer grosses Interesse. Im Therapievertrag muss die Ordnung der Nahrungsaufnahme anfangs für einige Wochen genau geplant und festgelegt werden. Auch wird vereinbart, dass sie weder erbricht, noch andere gewichtsreduzierende Massnahmen ergreift. Manchmal kann dieses strukturierte Verhalten anfangs nur an gewissen Tagen durchgeführt werden (strukturierte Esstage). Es ist ganz wichtig, dass die Patientin diese strukturierten Esstage mit ihren neu erhaltenen ernährungsphysiologischen Kenntnissen möglichst selbst ausdenken kann und sich der Arzt begleitend zurückhält. Das Essprotokoll der Patientin kann hierbei nützlich sein. Damit kann die Patientin beurteilen, ob sie sich in der Lage fühlt, diese strukturierten Esstage auch wirklich durchzuführen. In dieser Weise wird es möglich, dass die Patientin die positive Wirkung des strukturierten Essens erleben kann. Dadurch findet sie neuen Mut und Zuversicht für ihre Heilung.

Die Einzeltherapie

Grosses einfühlendes Verständnis ohne Vorurteile und liebevolles, ordnendes Denken und Anleiten des Arztes und der Therapeuten sind für den Therapieerfolg entscheidend. Nur so kann die Patientin Vertrauen finden. Dieses Vertrauen macht es ihr möglich, allmählich die Verzerrungen ihrer Wahrnehmung zu erkennen. Dann kann sie mit Hilfe konkreter Strategien ihre Zwangshandlungen nach und nach aufgeben. Im späteren Verlauf kann es sinnvoll sein, die Klinik, in welcher die Patientin anfangs stationär behandelt worden war, zu besuchen. Es ist eindrücklich zu erleben, wie sehr die Patientin nun über den Zustand und das Aussehen der kranken, abgemagerten Gestalten dort erschrickt.

Die Einzeltherapie soll ein warmer Raum der Menschlichkeit sein, auf dem Weg zu sich selbst und zu anderen Menschen. Unsere äusserste Ebene der Wahrnehmung ist die konkrete Sicht der Umgebung und unserer selbst. Darin erkennt die Patientin manche Traumen und „Fehler“ der Anderen und „Mängel und Fehler“ an sich selbst. Dies ist die Ebene unserer konkreten Wahrnehmung, unserer Gedanken. Diese Sicht ist bei der Anorexia nervosa verzerrt, so dass die Gedanken fast nur noch um ihr eigenes Aussehen und dasjenige anderer, um den Durchmesser ihrer Beine, ihren Bauch, ihr Gesicht, eingefallene Wangen, dünne Arme, um ihre Brust, ihren Bauch und um ihr Körpergewicht und ihren Selbstwert kreist. Noch kann sie nicht die Tragik des Neides erkennen, der dahintersteckt, in dem sie andere wahrnimmt: schlanker, beweglicher, leichter, wendiger, schöner und begehrter zu sein. Doch ist das Ziel, so wie die Beneideten zu werden, nicht zu erreichen, denn diese Wahrnehmung bleibt verzerrt, auch wenn noch sie so sehr abmagert, bleibt eine Illusion, die Illusion, die sie in tragischer Weise in die

Zerstörung treibt, in die Zerstörung ihrer Selbst.

Tiefer liegt die Ebene der Gefühle. Patientinnen mit Anorexia nervosa ist diese Ebene oft schwer zugänglich, denn in ihrer Familie wurde meist Harmonie gepflegt, wurden Konflikte und negative Gefühle kaum geäussert, kaum zugelassen. Wann immer die Patientin daran ist, ihre Gedanken besonders intensiv zu äussern, so ist es wichtig, sie zu fragen, wie sie sich dabei fühlt, wie sie sich jetzt gerade fühlt. Dadurch gelangt sie in die Eben der Gefühle und kann sie diese nach und nach besser erkennen, besser äussern.

Doch bleibt in der Ebene der Gefühle die seelische Ursache der Anorexie noch immer verborgen. Neid und Wahrnehmungsverzerrungen sind in der Seele tiefer verankert. Sie gehören zur Ebene der Illusionen, der Träume, der Zwänge, der Halluzinationen und Wahnideen. Nun ist es die Aufgabe der Therapie, diese Ebene der Patientin zu erschliessen, so dass sie ihr zugänglich wird. So lange als wir verzerrte Wahrnehmungen nicht als Illusion erkennen können, bleiben wir in unserem Denken und Handeln in unseren Illusionen befangen, gezwungen zu sinnlosen, für uns schädlichen Handlungen.

Ein jeder hegt Illusionen in seiner Seele, verzerrte Wahrnehmungen, welche keine Realitätsprüfung erfahren haben. Aus unserer Intuition, aus der Welt unserer Gefühle und Illusionen entspringt unser Wille, nur selten aus logischer Überlegung. Nur wenn es uns gelingt, die Verzerrungen unserer Wahrnehmung, unsere Illusionen zu erkennen, werden wir frei für logisches Denken und Handeln. Bei der Anorexia nervosa sagt die Illusion ihrer Wahrnehmung der Patientin, dass sie nicht schön, dass sie zu dick sei und darum der Anerkennung nicht wert. Daraus entspringt ein starker Wille, der sie in ihre Verzweiflung und Not treibt, in den Abgrund ihrer Krankheit. Die therapeutische Heilung der Anorexia nervosa und der Bulimie ist eine vornehme, faszinierende Aufgabe für die Patientin, für ihren Arzt und ihre Therapeuten, eine dankbare Arbeit, die sich lohnt.

Die konstitutionelle Magerkeit

Manche Menschen leiden darunter, von ihrer Konstitution her mager zu sein. Wie bei der Anorexia nervosa ist der BMI (Body Mass Index) unter 17 kg/m^2, aber die Patienten haben nicht das seelische Leiden der Anorexiepatientinnen, keinerlei Zeichen von Unterernährung und die Frauen haben normale Monatsblutungen. Es handelt sich also um einen natürlichen Zustand von Untergewicht, der familiär bedingt ist. In den letzten Jahren wurden genetische Besonderheiten identifiziert. Das Schilddrüsenhormon FT3 und das im Fettgewebe gebildete Hormon Leptin sind im Gegensatz zur Anorexia nervosa normal[203]. Menschen mit konstitutioneller Magerkeit reagieren auf Mastdiäten nicht mit einer Gewichtszunahme. Die Appetitregulierenden Hormone reagieren auf solche Diäten paradox. Wenn sie fasten, so steigt das appetitanregende Hormon Ghrelin bedeutend weniger stark an. In vergleichenden Untersuchungen bei einer Mastdiät erscheinen die Appetithemmenden Hormone PYY und GLP (Glucagone-like-Peptide) bei Menschen mit konstitutioneller Magerkeit bedeutend früher und höher an im Blut, als bei normalgewichtigen Menschen, und ihr Körpergewicht nimmt nicht zu[204, 205].

Auch nach unserer jahrzehntelangen Erfahrung bessert sich ihr Körpergewicht nicht durch eine Mastdiät. Jedoch bessert sich ihr Körpergewicht durch unsere Vegetarische Vollwertkost mit hohem Rohkostanteil allmählich, von Jahr zu Jahr.

Kachexie, die Abmagerung durch schwere Krankheiten oder Hunger

Der Name Kachexie stammt von den altgriechischen Ärzten und bedeutete, dass jemand in ganz schlechtem Zustand ist. (altgr. κακός kakos ‚schlecht' und ἕξις hexis ‚Zustand')

Die heutige Definition der Kachexie ist erfüllt, wenn jemand durch eine auszehrende Krankheit oder durch Hunger unter einen BMI von 18 kg/m² abgemagert ist.

Krankheiten, die Kachexie erzeugen sind: Krebs, AIDS, die chronisch obstruktive Lungenkrankheit (COPD), die rheumatoide Arthritis, Diabetes des Typs 1, chronische Darmerkrankungen wie die Colitis ulcerosa, der Morbus Crohn, die chronische Bauchspeicheldrüsenentzündung (Pankreatitis), Malabsorption und Maldigestion, chronisches Herzversagen, die chronische Herzinsuffizienz (kardiale Kachexie) und die afrikanische Schlafkrankheit durch eine Infektion mit Trypanosoma Brucei. Auch die Anorexia nervosa kann in den Zustand der Kachexie führen.

Nicht selten entsteht eine Kachexie im hohen Lebensalter (Alterskachexie). Im Gegensatz zu einer gewöhnlichen Abmagerung werden bei der Kachexie nicht nur die Speicherfettdepots abgebaut, sondern auch das braune, hormonbildende Fettgewebe im Bauchraum (abdominelles Fett) und die Muskulatur. Die Patienten leiden an elender Schwäche, Kraftlosigkeit und ständiger Schläfrigkeit (Lethargie). Das Knochenmark und die Organe verlieren ihre volle Funktionsfähigkeit und bilden sich zurück (Atrophie).

Viel geforscht wurde über die Tumorkachexie.

Ein unerwünschter, unerklärter Gewichtsverlust ist immer eine Aufforderung zum Ausschluss eines Tumors, denn zum Zeitpunkt der Diagnose beklagt jeder zweite Tumorpatient über Appetitlosigkeit und vorzeitiges Sättigungsgefühl[206, 207].
Die Tumorkachexie entsteht durch ein komplexes Wechselspiel zwischen dem Tumor und Botenstoffen des Körpers, das noch nicht voll aufgeklärt worden ist. Dieses bewirkt, dass der Stoffwechsel immer mehr Substanz abbaut, als er aufbauen kann (katabolische Stoffwechsellage). Im Gegensatz zu anderen Arten eines Hungerzustandes, wird nicht nur Fettgewebe abgebaut, sondern auch die Muskulatur, so dass die Patienten nicht nur abmagern, sondern auch immer schwächer werden. Ähnlich wie bei chronischen Infektionen geraten die Patienten in einen Zustand chronischer Entzündung. Entzündliche Zytokine (Zellbotenstoffe) greifen in zentrale und periphere Regelkreise der Nahrungsaufnahme ein und bewirken die Rückbildung der Muskulatur[208, 209]. Oft leiden die Patienten auch an Störungen des Geschmackssinns und an einer Verschlechterung der Nahrungsverwertung (Malabsorption) durch Veränderungen der Darmflora.

Eine Krebsgeschwulst zerfällt im Innern ab einer gewissen Grösse, da die Krebszellen dort nicht genügend mit Sauerstoff und Nahrungsstoffen versorgt werden. Bei diesem Zerfall werden verschiedene Zytokine: Interleukin 1 und 6 und Interferon γ und der Tumornekrosefaktor α

(TNFα) ausgeschüttet. Diese schädigen im Besonderen die Leberzellen und bewirken dort die katabole Stoffwechselumstellung (Abbau, statt Aufbau), so dass auch die Muskelmasse abgebaut wird. Lange Zeit nahm man an, dass der TNFα die Hauptursache der Kachexie sei. Zytokine hemmen das Enzym Lipoproteinlipase, so dass die Fettzellen kein Fett mehr aufbauen können. Bei einer Kachexie durch AIDS oder Infektionen sind diese Zytokine erhöht. Bei einer Tumorkachexie jedoch nicht, so dass ihre Bedeutung als Ursache unklar geblieben ist[210,211].

Tumoren produzieren katabolische Botenstoffe, den Eiweissabbau fördernde (proteolytische) Faktoren (PIF) und den Fettabbau fördernden Faktor (Lipid mobilizing factor LMF). Diese werden als die bedeutendste Ursache der Tumorkachexie betrachtet[212].
Medikamentöse Therapien mit Cortison, Tumornekrosefaktorhemmern, 3-Hydroxy-Buttersäure, Bortezomib, Eicosapentoensäure, Insulin, Hydraziniumsulfat und Cannabinoiden, Ghrelin und Megestrol zeigten in wissenschaftlichen Studien keine überzeugende Wirkung.

Zur Diät bei Untergewicht, Anorexia nervosa und Kachexie

Bei den Erläuterungen über die grosse Bedeutung des Milieus im Darm und seines Mikrobioms auf die hormonelle Appetit- und Gewichtsregulation haben wir den starken Einfluss der Mikroben des Darmes auf das Gehirn und die seelische Verfassung beschrieben. Nicht nur bei der Adipositas, sondern auch bei allen Formen des Untergewichts ist das Mikrobiom und die hormonelle Regulation in jeweils typischer Weise verändert, ganz anders bei der Anorexia nervosa, als bei konstitutionellem Untergewicht und wieder anders als bei krankheitsbedingter Kachexie.

Bei konstitutionellem Untergewicht reagiert, wie wir gesehen haben, die hormonelle Regulation des Körpergewichts paradox, so dass hochkalorische Mastdiäten das Körpergewicht nicht erhöhen, sondern eher noch vermindern, während sich eine vegetabile Vollwertkost mit hohem Rohkostanteil sich positiv auf die Regulation des Körpergewichts auswirkt. Bei der Anorexia nervosa ist das Milieu im Darm und seinem Mikrobiom in ganz anderer Weise stark verändert. Wie wir gesehen haben, vermuten die Wissenschaftler, dass diese Veränderung über die „Gut-Brain Axis“ die Krankheit unterhält, so dass die Patientinnen in ihrer veränderten, unrealistischen Wahrnehmung ihrer Selbst fixiert bleiben. Hinzu kommt oft eine Vielzahl von Nahrungsmittelunverträglichkeiten, welche durch diese Veränderung und die Schädigung der Darmschleimhaut entstanden sind.

Die vegetabile Vollwertkost mit ganz hohem Anteil an Frischkost (Rohkost) entspricht in ihrer Zusammensetzung dem Bedarf des biologischen Systems unseres Körpers am genauesten. Biologisch betrachtet ist sie ökonomisch, was bedeutet, dass sie von nichts zu wenig und von nichts zu viel enthält. Durch den hohen Anteil an lebendigen Zellen von Pflanzen, welche über die Photosynthese verfügen, enthält sie das höchste Mass an biologischer Energie und biologischer Information, mit ihrem hohen Gehalt an Photonen. Dies Information wird in jeder Zelle unseres Körpers gespeichert und wirkt auf deren Stoffwechsel regulierend und regenerierend. Sie beeinflusst das „Lebensgefühl“ jeder Zelle unseres Organismus. Die Summe des „Lebensgefühls“ aller Zellen unseres Körpers ist unser Lebensgefühl. In dieser Weise erhellt sie unser Gemüt und stimmt uns mit neuer Zuversicht.

Hinzu kommt der hohe Gehalt an sekundären Pflanzenstoffen (Phytochemicals), mit ihrer, wie wir gesehen haben, starken, lebenserhaltenden, antioxydativen und regenerierenden pharmakologischen Wirkung. Gerade bei der Anorexia nervosa und krankheitsbedingter Kachexie verbessert der hohe Gehalt der vegetabilen Frischkost an sekundären Pflanzenstoffen die Prognose entscheidend. Handelt es sich um eine Tumorkachexie, so ist ihre antikarzinogene und Tumorhemmende Wirkung von grosser Bedeutung. Bei jeder Form von Bulimie und Bing-Eating Essstörung bewirkt diese Form der Diät einen raschen Ausgleich des Insulinspiegels auf mittlerem Niveau, so dass die Hungerkrisen und Essanfälle zuverlässig zurückgehen. Dadurch wird es bald möglich, sie zu vermeiden.

In allen kritischen Situationen, bei ausgeprägter Bulimie, bei der Anorexia nervosa, bei krankheitsbedingter Kachexie, ist eine sorgfältige ärztliche Untersuchung und engmaschige Begleitung absolut notwendig. Blutwerte wie die Elektrolyte, Spurenelemente, Albumin, Ferritin, Nierenfunktion, Leberenzyme und die Vitamine B12 und D3 u.a. müssen häufig überwacht und in die Norm gebracht werden. Bei der Anorexia nervosa ist das Milieu im Darm oft derart geschädigt, dass viele Nahrungsmittelunverträglichkeiten vorhanden sind. Da lohnt es sich, durch eine Blutentnahme eine IgG4 Testung auf zum Beispiel 264 Nahrungsmittel vorzunehmen, damit die Diät individuell angepasst werden kann. Dadurch kann die Korrektur des enteralen Milieus und des Stoffwechsels beschleunigt werden.

Bei der Bulimie und der Anorexia nervosa hat es sich bewährt, sofern das Körpergewicht dies erlaubt und unter sorgsamer ärztlicher Begleitung, mit einer Frischsaft-Mandelmilchdiät zu beginnen, während 7 bis 10 Tagen. Dann soll auf die vegetabile Rohkostdiät aufgebaut werden, während vieler Wochen, bis die Essanfälle verschwunden sind.
Zur kalorischen Anreicherung eignen sich tierische Fette wie Butter und Rahm weniger als die mehrfach ungesättigten Pflanzenöle aus Mandelmus, Nüssen, Sesam, Pinienkernen. Leinöl soll mehrmals täglich zugegeben werden, wegen seines hohen Gehaltes an Omega-3 Fettsäuren mit ihrer Immunregulierenden und antioxydativen Wirkung, so auch bei jeder Art krankheitsbedingten Abmagerung (Kachexie).

Die Infusionstherapie

In kritischen Situationen der Anorexia nervosa oder der krankheitsbedingten Kachexie sind intravenöse Infusionen zur Korrektur der Elektrolyte dringend notwendig. Bei grosser Erschöpfung können Infusionen mit Procain, Natriumbicarbonat und Magnesiumaspartat in physiologischer Kochsalzlösung von grosser Hilfe sein. Bei krankheitsbedingter Kachexie lohnt sich eine hochdosierte antioxydative Infusionstherapie mit Glutathion und Vitamin C, und bei grosser geistiger Erschöpfung Alpha Liponsäure, nacheinander angewendet. Manchmal ist auch eine Infusion mit Vitaminen und Spurenelementen sinnvoll.

Die Durchführung der Diät

Die Kurpläne zur Gewichtsreduktion

KURPLAN 1. WOCHE*

F = Frühstück; M = Mittagessen; A = Abendessen; B = Begleitbehandlung

STUFE I (zu Hause durchführen! Beruf absetzen)

Montag	**Vollfasten:** 0 Cal.	
	Anzuwenden als 1. Kurtag auf ärztliche Verordnung.	
	750–1000g Flüssigkeit ungesüsst auf den Tag verteilt, z.B. Solidago- oder Lindenblütentee. Zusatz: Saft einer Zitrone pro Tag.	
	B	2–3-mal nacheinander 1l Kamilleneinlauf bis zu vollständiger Entleerung. Bettruhe. Im Winter mildes Dauerbad oder mildes Lichtbad. Im Sommer kühle Waschungen, Wassertreten, Atemübungen, Entspannungsübungen, bei Schlafbedürfnis nachgeben, keine geistige Beschäftigung.
	Bettsafttag streng: 400 Cal., 600g Saft	
	F	200g Obstsaft
	M	200g Gemüsesaft
	A	200g Obstsaft wie F
	B	2 Tassen harntreibenden Tee bei grossem Durst und mangelnder Urinflut (unter 500g bis 16 Uhr), 1 Tasse nachm., 1 Tasse abends, Bettruhe in gleichmässiger Wärme, bei Frösteln mildes Dauerbad. Kamilleneinlauf mit 1l Kamillentee. Temperatur messen, Urin messen (2. Morgenurin bis 1. Morgenurin tags darauf). Gewicht morgens nüchtern messen. Bei Reaktionsbeschwerden Begleitbehandlung wie auf Seite 105 bis 106. Atmung und Entspannungsübungen.

* Sämtliche Gerichte sind im Rezept- und Menüteil zu finden, Wasseranwendungen und Gymnastik S.104 und 141.

Dienstag	**Bettsafttag gemildert:** 550 Cal., 800 g Saft	
	F	200 g Obstsaft
	M	200 g Gemüsesaft (12 Uhr) 16 Uhr 200 g Obstsaft
	A	200 g Gemüsesaft
	B	Bis 500 g harntreibender Tee tagsüber bei Durst. Bettruhe, Schwitzen im Lichtbogen oder heissen Bad (10 Min.) und Nachschwitzen im Bett. Bei Reaktionsbeschwerden Begleitbehandlung (Migräne, Übelkeit etc.). Atmung und Entspannungsübungen.
	Der gemilderte Bettsafttag kann ersetzt werden durch einen **Obstfastentag.**	
	F	250 g Obst
	M	250 g Obst
	A	250 g Obst

Mittwoch	**Vollsäfte:** 800 Cal.–1000 Cal.	
	F	150–200 g Obstsaft + 150 g Joghurt
	M	150 g Obstsaft + 150 g Gemüsesaftgemisch + 150 g Mandelmilch
	A	150 g Obstsaft + 150 g Joghurt (oder Sesam-Sojamilch)
	B	Aufstehen, 15–20 Minuten spazieren, zweimal täglich trocken bürsten, Wechseldusche, 5 Min. Gymnastik (siehe Seite 141), 2 Stunden Mittagsruhe, Kamilleneinlauf wie Montag, Bettruhe 19 Uhr! Sommer: Sonnenbad, 5 Min., und kalte Waschung. Winter: Fussbad, Handbad, Schnellaufen.

STUFE 2

Donnerstag	**Rohkost:** 1300–1400 Cal.	
	F	150–180 g Früchtediätspeise („Müesli"), 10–20 g Nüsse, 150 g Kräutertee (Hagebutten, Linde, Pfefferminz)
	M	1 Stück Obst oder Rohgemüseplättchen (1 Knollen-, 1 Blatt- und 1 Wurzelgemüse) mit wenig Öl und Zitrone, 150–200 g, 10 g Nüsse
	A	wie F oder statt Müesli: Joghurt und Obst. Dörrobst, 20 g
	oder Rohkost „fettarm": 1000–1200 Cal.	
	Müesli mit Buttermilch oder Magerjoghurt angemacht, Salat ohne Öl, keine Nüsse, dafür mehr Dörrobst	
	B	Aufstehen, 1–2 Stunden spazieren, Haut bürsten, Wechseldusche oder Sonnenbad mit kalter Brause, im Winter Fichtennadelbad oder Lichtbogen 25 Min., oder Schenkelbad. Gymnastik 15 Min., Mittagsruhe 1 Stunde, Bettruhe 20 Uhr.

Freitag	Rohkost mit Zulage	
	F	wie Donnerstag, dazu 100g Joghurt und 1 Esslöffel gekeimter Weizen
	M	wie Donnerstag, dazu 50g Magerquark und 1 mittlere Schalenkartoffel, **oder** 2 gedämpfte Gemüse ohne Salz + 5g frische Butter, oder Gemüsebouillon, salzlos (mit 1 Ei), und gedämpftes Rohgemüse, **oder** 100g Vollreis, salzlos, + 5g frische Butter
	A	wie Donnerstag, dazu 1 Glas (150 g) Pennacmilch (oder Aletosal), entrahmt, **oder** 1 Glas Buttermilch mit Vollkornflocken **oder** 1 Knäckebrot und 50g Magerquark
	B	Aufstehen, 2 Std. spazieren (früh und abends), Haut bürsten, Wechseldusche, Reibesitzbad, Sommer: Sonnenbad und kalte Brause, Taulaufen, Wassertreten, Winter: Lichtbad oder Schenkelbad oder Armbad. Wechselfussbad, Schneelaufen. Gymnastik 20 Min. Mittagsruhe 1 Std., Bettruhe 8 Uhr.

Samstag und Sonntag	**Vollkost fettarm und salzarm:** 2000–2200 Cal.	
	F	150g „Müesli", 1 Stck. Vollkornbrot oder Pumpernickel, Knäckebrot, Davida u. ä., 20g Kräuterquark als Brotaufstrich, 1 Tasse Kräutertee, ungesüsst
	M	1 Stck. Obst, 2–3 Rohsalate (mit Zitrone und Hefewürze angemacht), ev. wenig Öl, kein Salz, 2 fettarme Gemüse oder 1 fettarmes Gemüse und 100g Vollreis, Mais, Pellkartoffeln, Hirse (fettarm)
	A	wie morgens oder Obst, Joghurt, Schrotbrei, oder Obst, Salat (fettlos), Knäckebrot mit Quark oder Honig, Dörrobst
	B	1–2 Std. spazieren, früh aufstehen, mittags 1 Std. Ruhezeit, 20 Uhr Bettruhe, Hautpflege wie Mittwoch bis Freitag. Bei Darmträgheit auf „Rohkost" oder „Rohkost mit Zulage" bleiben, Psylliumsamen (1–2 Essl. vorgeweicht) einnehmen, Dörrobst. Sport: Golf, Schwimmen, Reiten, Tageswanderungen.

Allgemeine Regeln für die erste Woche

Keine Zwischenmahlzeiten und Näschereien. Mahlzeiten etwas **vor** völliger Sättigung beenden: knappes Essen.

Alle früher genommenen Medikamente weglassen (auch die appetithemmenden!). Verboten sind Alkohol, Zucker, Kaffee, Schwarztee, Rauchen (wenn stark abhängig in zwei Stufen: notfalls auf die Hälfte bis ein Drittel der vorherigen Menge reduzieren, dann ganz weglassen). Kleine Trinkmengen, bei starkem Durst und anderen starken Reaktionen Arzt befragen.

Man merke wohl: Die erste Woche ist die Schwerste! Danach tritt Gewöhnung und Wohlbefinden ein. Selbstüberwindung ist gelungen, Leistungskraft und Freudigkeit steigen.

Tägliche Gewichtskontrolle in der ersten Woche.

KURPLAN 2. UND 3. WOCHE*
F = Frühstück, M = Mittagessen,
A = Abendessen, B = Begleitbehandlung

Stufe 1
Montag
Bettsafttag gemildert

Stufe 2
Dienstag und Mittwoch
Rohkost fettarm
Donnerstag und Freitag
Vollkost fettarm

Stufe 1
Samstag
Obstfasten oder Rohkostfasten
Sonntag
Vollkost fettarm

Kurplan für ein Jahr

1 Ruhetag pro Woche (Bett-Saft-Tag)

1 verlängertes Wochenende (2–3 Tage) im Monat

1 Woche „Kur“ (Kurplan 1. Woche) nach 3 Monaten

2 Wochen „Kur“ nach 6 Monaten

3 Wochen „Kur“ nach einem Jahr

* Sämtliche Gerichte sind im Rezept- und Menüteil zu finden, Wasseranwendungen und Gymnastik S. 105 und 141

Einige gymnastische Übungen, die sich zum täglichen Morgenturnen eignen und bei Obergewichtigen für die Verminderung des Gewichts und die Erhaltung proportionierter Formen mithelfen, finden sich am Ende des Buches, ebenso die Erläuterung der angeführten Wasseranwendungen.

Allgemeine Ratschläge für ein Jahr nach Abschluss der Kur

Sehr geregelte Tageseinteilung:

Frühe Bettruhe (Naturzeitschlaf)!
1–2-mal wöchentlich Bindegewebsmassage.

Physikalische Therapie: Reibesitzbäder morgens, einmal wöchentlich Lichtbogen oder Sauna, täglich trocken bürsten oder Wechseldusche. Sonnenbäder nach Möglichkeit.

Wandertraining: ½ Stunde täglich vor dem Frühstück, ½ Stunde abends, 3–4 Stunden sonntags. **Am Bettsafttag Ruhe!** Gewicht und Urin messen. Keine Gymnastik.

Darmregulation ohne Abführmittel: Vollgetreide, Frischkost, Dörrobst, Psylliumsamen, Joghurt, Buttermilch.

Grundformen der Diät bei Übergewichtigkeit und Fettsucht

(siehe auch Diätschema „1. Kurwoche“ Seite 96 und Rezepte und Menüs)

Verschiedene Diätstufen und ihre Anwendung in der Schlankheitskur

STUFE 1

Diät	Anwendung
A. **Vollfasten**	Strenge Fastenkuren (2–3 Wochen!) auf ärztliche Verordnung und unter ärztlich. Beobachtung. 1. Tag der Kur.
B. **Säftefasten** 1. Bettsafttag, streng 400 Cal. 3,8 g Fett 6 g Eiweiss 110 g Kohlehydrate	Grundelement der gesunden Gewichtsregulation. Nach 1. Kurwoche weiter einmal wöchentlich auszuführen. Bedingung: Bettruhe.
2. Bettsafttag, gemildert 550 Cal. 2,5 g Fett 9 g Eiweiss 118 g Kohlehydrate	2. Safttag oder bei 2–3tägigem Bettsaftfasten, wenn Milderung erwünscht ist oder bei starkem Durst und Hunger. Bettruhe.
3. Obstfasten 326–656 Cal. 1,6 g Fett 4 g Eiweiss 76 g Kohlehydrate	Entspricht Nr. 1 oder 2. Anregender auf die Darmfunktion, kann ohne Bettruhe erfolgen. Sättigender als Safttag. Für späteres leichtes Fasten.
4. Vollsäfte 800 Cal. 2 g Fett 17–18 g Eiweiss 112 g Kohlehydrate	3. Safttag oder bei 5–10-tägigem Saftfasten oder bei einem Säftetag, an dem Bettruhe nicht möglich ist. Auch als Safttag einmal wöchentlich auf die Dauer zur Erhaltung der schlanken Linie nach Beendigung der eigentlichen Kur. Bei Magenkranken, Herzkranken, Beingeschwür, Ekzem, akutem Rheuma: für mehrere Wochen durchführbar.

STUFE 2

Diät	Anwendung
C. **Rohkost** 1. normal 1300–1400 Cal. 50–60 g Fett 23–25 g Eiweiss 180–200 g Kohlehydrate	Im Anschluss an Bettsafttag für 1 bis 6 Tage (auch bis 3 Wochen!). Bewirkt Sättigung, Darmanregung. Gesunde, ökonomische Kost. Knappe Kost mit biologischem Höchstwert. Frühjahrs- und Herbstkur 1–2 Wochen zur Gewichtserhaltung.
2. Rohkost „fettarm" 1000–1200 Cal. 15–20 g Eiweiss 25–30 g Fett 180–200 Kohlehydrate	Wie Rohkost, strengere Form, bei starkem Übergewicht.
3. Rohkost m. Zulage 1500–1800 Cal. 30–40 g Eiweiss 25–30 g Fett 200–300 Kohlehydrate	Gemilderte Form der Rohkost in verschiedenen Varianten als Abwechslung. Kann durch die leichte Anreicherung während langer Zeit durchgeführt werden. Enthält alle nötigen Nahrungsbestandteile für Dauerkost, falls die strenge Einhaltung nötig erscheint.
D. **Vollkost** **fettarm** **salzarm** 2200–2500 Cal. 40–50 g Fett 44–50 g Eiweiss 310–330 g Kohlehydrate	Schutzkost zur Gewichtserhaltung, fettarm, salzarm, zuckerarm, Dauerkostform.

Die Durchführung der Diät bei Untergewicht

Wir verweisen auf das Kapitel: Zur Diät bei Untergewicht und Anorexia nervosa, Seite 93

Die Diät bei Anorexia nervosa

Über das Vorgehen muss der Zustandes der Patientin entscheiden. In jedem Fall wird der Arzt vor dem Diätbeginn die Patientin klinisch sorgsam untersuchen, ein Elektrokardiogramm und eine ausgedehnte Laboruntersuchung anfertigen. Die Elektrolyte müssen rasch in die Norm gebracht werden, durch korrigierende Infusionen. Wie bereits erwähnt, lohnt es sich immer, die meist vielfach vorhandenen Nahrungsmittelunverträglichkeiten durch eine ausgedehnte Testung der IgG4-Antikörper zu bestimmen und die Diät entsprechend dem Resultat individuell anzupassen. Nahrungsmittel mit starker Reaktion müssen während mindestens eines Jahres aus der Diät weggelassen werden. Dann können sie probeweise einzeln wieder eingeführt werden.

Falls der Zustand sehr kritisch ist, muss die Patientin entsprechend den internationalen Richtlinien (Seite 83) in eine hierfür spezialisierte Klinik eingewiesen werden. In dieser kritischen Situation, und ganz besonders auch in der Klinik, bewährt sich ein Beginn der Diät mit angereicherter vegetabiler Vollwertkost und ⅔ Rohkostanteil am besten. Zur kalorischen Anreicherung eignen sich tierische Fette wie Butter und Rahm weniger als die mehrfach ungesättigten Pflanzenöle aus Mandelmus, Nüssen, Sesam, Pinienkernen. Leinöl soll mehrmals täglich zugegeben werden, wegen seines hohen Gehaltes an Omega-3-Fettsäuren mit ihrer Immunregulierenden und antioxydativen Wirkung, so auch bei jeder Art krankheitsbedingten Abmagerung (Kachexie). Dass mehrfach ungesättigten Pflanzenöle ganz anders wirken als etwa Butter oder Rahm, muss der Patientin gut erklärt werden.

Frischsäfte, Mandelmilch und Nüsse helfen mit, das Milieu im Darm rasch zu verbessern, so dass die Darmflora sich bald zu korrigieren beginnt. Die Umstellung auf diese Diät kann anfangs Reaktionen hervorbringen, je nachdem, wie die Patientin sich vorher ernährt hat und ob sie viel Kaffee getrunken hat. Auf Seite 71 finden Sie eine Tabelle, die erklärt, wie diesen begegnet werden kann, so dass sie möglichst rasch überwunden werden. Dabei ist es wichtig, der Patientin alle Reaktionen, die sie beobachtet, gut zu erklären und sie liebevoll zu begleiten. Leidet sie an Stuhlverhalten oder Durchfällen, so müssen Nahrungsmittel so ausgewählt werden, welche die Verdauung entsprechend regulieren.

Nahrungsmittel die den Darmberuhigen bei Durchfall:

Heidelbeere (frisch, getrocknet, Kompott oder als Saft), Erdbeeren, Cassis, geriebener Apfel, Banane, Rohgemüse oder Kochgemüse püriert, aber kein Spinat und keine Kohlarten, Reis-Gersten- oder Haferschleim, Mandelmilch, kleine Menge an frischem Rahm, Pflanzenöle, frisch zentrifugierter Karottensaft, Karottengemüse, rote Bete (Randen)

Nahrungsmittel, die den Darm anregen bei Stuhlverstopfung:

Citrusfrüchte, Beeren, Trauben, Rhabarber, reifes Steinobst, Dörrobst (Feigen, Zwetschgen, Pflaumen) alle Rohgemüse, Spinat, Kohlgemüse, Honig, Obstkonzentrate, Stevia, Roh- und Rohrzucker, gekeimte Vollgetreide, Vollkornschrotbrot, Grütze, Leinsamenschrot, Leinsamenschleim, Psylliumsamen (Flohsamen) eingeweicht, Schalen- und Backkartoffeln, kalt gepresstes Leinöl in kleiner Menge, Joghurt, Sauermilch, Quark, Kräuterkäse, Kümmelkäse

Nahrungsmittel, die den Magen beruhigen, bei Reflux, saurem Aufstossen:

Apfel, Banane, ⅓ Reisschleim in den Frischsäften, Pektin-Agarköpfchen, süsser, milder Traubensaft, Frischsaft mit 1 Esslöffel Bio-Vorzugsrahm und ⅓ Reisschleim, Frischaft aus 1 kleinen rohen Kartoffel mit 1 Apfel, Karottensaft, rote Bete Saft (Randen), etwas Kohl im Frischsaft, Reis-, Gersten-, Haferschleim (passiert, salzlos), Getreidflocken, Vollkornmehlbrei (mit Milch oder Wasser), Knäckebrot, wenig Kartoffelschnee, Mandelmlich, etwas frischer Rahm, Pflanzenöle, besonders Leinöl, Vorzugsmilch, Junket, etwas milder Weichkäse (Gervais, Petit-Suisse, Gala), Kamillentee (nur kurz anbrühen!), Fencheltee, Eisenkrauttee, Orangenblütentee, Faulbaumrinde (Casara Sagrada, als Gewürz oder Tee in kleiner Dosis), Psylliumsamen (Flohsamen), eingeweicht, Meeralz.

Nahrungsmittel, die den Magen anregen, bei Völlegefühl, Blähung und flauem Aufstossen:

Zitrusfrüchte, reife, nicht zu süsse Trauben, alle Beeren, Melonen, süsse, reife Pfirsiche, Pflaumen, Kirschen, alle Rohgemüse (gut gekaut), besonders Spinat, Kresse, Sauerkraut (roh oder gekocht), Honig, Obstkonzentrate, Stevia, Vollgetreide, besonders gekeimtes, Getreideschrot, Vollkornschrotbrot, Grütze, Sauerteigbrot, Schalen- und Backkartoffeln, kalt gepresste Pflanzenöle in kleiner Menge, Joghurt, Sauermilch, Quark, Kräuterkäse, Kümmelkäse, Bittertee, Pfefferminztee, Tausend-Guldenkrauttee, Hagebuttentee, Gemüsebouillon, Frisch zentrifugierte Fruchtsäfte, Süssmost, Traubensaft, Buttermilch, Wachholdersaft (sterilisiert, löffelweise), salzarm kochen.

Hierzu finden Sie gute praktische Anleitung und Tabellen in unserem Bircher-Benner Handbuch Nr. 14 für Magen- und Darmkranke.

Kann die Patientin ambulant behandelt werden und wird ihr die Diätwirkung gut erklärt, so kann mit einer rein vegetabilen Frischkostdiät (Rohkostdiät) für 3–8 Wochen begonnen werden, ergänzt mit Frischsäften, Mandelmilch und Leinöl. Die Patientinnen führen diese Diät gerne durch, da sie wissen, dass sie weniger Kalorien enthält und sie sich bald wesentlich besser fühlen. Sie erleben dabei, dass die Essanfälle durch Heisshungerkrisen bald zurückgehen. Dies gibt ihnen neue Zuversicht. Auch hier sind häufige ärztliche Kontrollen notwendig. Danach kann, unterstützt durch die psychotherapeutische Arbeit, auf die vegetabile Vollwertkost mit hohem Rohkostanteil übergegangen werden. Es ist wichtig, der Patientin gut zu erklären, warum sie auf alle Reizmittel wie Kaffee, Alkohol, Energy-Drinks verzichten und diese durch gesunde Getränke ersetzen soll.

In vielen spezialisierten psychosomatischen Kliniken sind die diätetischen Kenntnisse noch ungenügend vorhanden. Auch muss die Bedeutung der Diät den Therapeuten gut erklärt werden, da manche unter ihnen jegliche diätetischen Einschränkung als schädlichen Eingriff in die psychotherapeutische Arbeit empfinden und der Patientin raten, immer gerade das zu essen, was sie gerade möchte. Solche Ratschläge behindern die Heilung der Bulimie und Anorexia nervosa.

Die Diät bei konstitutionellem Untergewicht

Auch hier ist es ganz wichtig, den Patienten die Ursachen und die Bedeutung der Nahrungsenergie gut zu erklären. Meist befürchten sie Eiweissmangel. Es kann helfen, sie daran zu erinnern, woraus die Nahrung eines muskelkräftigen Gorillas oder ein Ochsen besteht. Oft hatten sich diese Patienten bemüht, viel Eiweiss und Fett durch tierische Nahrungsmittel zu wählen, zur Anreicherung mit Eiweiss und Kalorien. Wenn ihnen die ernährungswissenschaftlichen Grundlagen gut erklärt werden, sind sie bereit zur Umstellung und fühlen sich bald viel besser da sie erleben, wie ihre Lebensenergie sich bessert, wie sie bald viel frischer aussehen und sich ihr Körpergewicht allmählich etwas bessert. Ärztliche Kontrollen und die Überwachung des Vitamin B12 Spiegels sind anfangs halbjährlich angezeigt.

Die Diät in hohem Alter und bei krankheitsbedingter Kachexie

Auch hier hat sich vegetabile Vollwertkost mit hohem Frischkostanteil am besten bewährt. Klinische und Laborkontrollen sind in dieser Situation wichtig. Die Appetitlosigkeit und der Energiehaushalt bessern sich durch die hohe Verfügbarkeit biologisch hochwertiger Energie dieser Nahrung, durch den hohen Gehalt an sekundären Pflanzenstoffen und Vitalstoffen bald deutlich. Tage mit Frischsaft-Mandelmilchdiät können von grosser Hilfe sein. Hier sind die Erklärungen in unserem Bircher-Benner Handbuch Nr. 4: Frischsäfte, Rohkost und Früchtespeisen von grosser Hilfe. Darin finden Sie Tabellen, die zeigen, welche Nahrungsmittel gegen welche Krankheiten, welche gesundheitlichen Schäden und gegen Krebs besonders wirksam sind.

Wasseranwendungen

Fichtennadelbad

Vollbad mit einem Essl. Fichtennadelzusatz 37 °C – 38 °C ca. 10–20 Min. Als Dauerbad zur Durchwärmung, Beruhigung, Schlafwirkung bis zu einer Stunde mit Beibehaltung der gleichen Wassertemperatur (zufliessen von warmem Wasser).

Dauerlichtbad

(Tunnelförmiger Lichtbogen mit 8 Lampen wird ins Bett gestellt, gut zugedeckt.) Das Bettlichtbad bringt mit 2–4 Lampen eine milde, allgemeine Entspannung und Durchwärmung.
Dauer: 20–60 Min., anschliessend Ruhe, evtl. Schlaf.

Lichtschwitzbad

Wirkung: Entwässernd, entgiftend, gewichtssenkend, hebt die Widerstandskraft gegen Infektionskrankheiten.
Der Patient ist gut bis zum Kopf eingehüllt im Lichtbogen. 8 Birnen werden angezündet bis zum Schweissausbruch. 5 Minuten pro Seite schwitzen, dann kurze, kalte Abwaschung. Nachdampfen und Ruhe im Bett 1 Std.

Heublumensitzbad oder Heublumenschenkelbad

Wirkung: Ableitend (Kopfweh!), schlaffördernd, die Regel anregend, krampflösend (Gebärmutter, Blase, Darm). (Gute Vorbereitung für Kuhne'sches Reibesitzbad)
Sitzen im Holztrog (Füsse im Trocknen) oder in halbvoller Wanne. Oberkörper und Arme im Trocknen.
Absud von ½ Pfd. Heublumen pro Sitzbad.
Dauer: 15–20 Min., 38 °C 2–3-mal pro Woche.

Kuhne'sches Reibesitzbad

Wirkung: bei guter anschliessender Wärmereaktion wie bei Heublumensitzbad. Trainieren im Sommer!
Man setzt sich auf einen Schemel, welcher in einem Eimer (Sitzbadewanne od. Bidet) mit kaltem Wasser steht, die Füsse zu beiden Seiten des Eimers und klatscht die Innenseite der Oberschenkel und der Beckenbodengegend, den Unterbauch bis zum Nabel mit einem Handtuch ab. Man beginne mit 5-mal und steigere bis auf 30–60-mal. Es soll danach prickelndes Wärmegefühl bestehen.

Armbad (nach Hauffe)

Wirkung: Herzentlastung, Ableitung von Kopf, Herz, Brustregion, beruhigend, entspannend!
Einen oder beide Arme bis Mitte Oberarm in Wasser von 38 °C tauchen (Wasch-

becken), langsam Temperatur steigern bis auf 45 °C. Dauer 20 Min. Anschliessend ½–1 Std. liegen, tief atmen.

Wechselfussbad

Wirkung: Ableitend bei Kopfweh, schlaffördernd, durchwärmend gegen Frostbeulen (im Winter: Schneelaufen).
Füsse in Wasser von 38 °C–45 °C tauchen, 3 Min., in kaltes Wasser ¼–½ Min.
2–3-mal im Wechsel, mit kaltem Wasser aufhören.

Wassertreten

Wirkung: Beruhigend und ableitend für Herz und Kopf. Bei Aufwallen und benommenem schmerzendem Kopf bes. günstig. Gehen an Ort in kaltem Wasser bis Knöchelhöhe. 1–6 Min. anschliessend eine Stunde Marsch. Im Sommer durch Taulaufen am frühen Morgen in Tauwiese zu ersetzen.

Wechselwarme Abwaschung

Wirkung: Kreislaufbelebung, Abhärtung, Hautanregung.
Mit einem gut genässten Frottierhandtuch wird Glied um Glied einzeln warm und dann sofort kalt abgewaschen, anschliessend trockenreiben. (Reihenfolge: Arme, Beine, Brust, Bauch, Rücken.)

Wechseldusche

Wirkung: Wie wechselwarme Abwaschung mit der Brause, 2 Min. heiss, ½–¼ Min. kalt brausen, 2–3-mal im Wechsel, bis prickelnde Rötung und Wärmegefühl entstehen.

Trockenbürsten

Wirkung: Wie wechselwarme Abwaschung und Wechseldusche. Mit einer nicht zu rauhen und nicht zu harten Bürste (kein Nylon) den Körper Glied um Glied kräftig abbürsten bis zur Durchwärmung. Dauer: 5–10 Min.

Sonnenbad

Wirkung: Belebung, Durchwärmung, Widerstandskraft und Vitalität hebend, Vitamin D spendend (Osteoporose! Zähne!).
Beginnen mit 5 Min. auf jeder Seite, Kopf im Schatten, langsames Ansteigen bis zu einer halben Stunde für jede Körperseite. Entspanntes Flachliegen, Augen geschlossen. Bei guter Durchwärmung soll das Sonnenbad von kalter Waschung oder Dusche gefolgt sein.

In dieser Dosierung soll das Sonnenbad ohne Sonnenschutzcreme durchgeführt werden, da diese, auch bei schwachem Schutzfaktor, das UV-B Spektrum abhalten, welches für die Bildung des Vitamin D3 durch die Haut notwendig ist. Bei längerem Aufenthalt an der Sonne muss eine Sonnenschutzcreme verwendet werden. Die vegetabile Frischkostdiät bietet einen hohen Schutz gegen alle Krebsarten, auch gegen den Hautkrebs.

Nahrungswerte von Gemüse und Obst nach Nährgehalt

entnommen aus: „Physicians Book of Menus for Diabetics“ (The Lillys research Laboratories, Indianapolis, Indiana, USA)

Gemüse
(niedriger Nährgehalt)
3–5 % Kohlehydrate:
Kohl, Sellerie, Gurke, Endivie, Kopf-Salat, Radieschen, Tomate, Kresse, Rosenkohl, Blumenkohl, Lauch, Rhabarber, Sauerkraut, Spinat, Lattich, Peperoni, Aubergine, Löwenzahn.

(mittlerer Nährgehalt)
10–15 % Kohlehydrate:
Rande, Rübli, Zwiebel, Erbse, Kohlrabe, weisse Räbe, Artischocke, Limabohne, Kefe.

(reichlicher Nährgehalt)
ca. 20 % Kohlehydrate:
Reis, Mais, Kartoffeln (auch Teigwaren 1), getrocknete Bohnen, weisse Bohnen.

Obst
(niedriger Nährgehalt)
5 % Kohlehydrate:
Zitrone, Erdbeere, Wassermelone, Pflaume.

(mittlerer Nährgehalt)
10 % Kohlehydrate:
Heidelbeere, Johannisbeere, Brombeere, Himbeere, Stachelbeere, Grapefruit, Mandarine, Orange, Ananas, Melone, Zwetschge (sauer).

15–18 % Kohlehydrate:
Apfel, Aprikose, Kirsche, Cassis, Traube, Mango, Birne, Pfirsich (süss), Zwetschge (süss), Brombeere (süss). Feige, Banane (23 % Kohlehydrate).

Speisezettel

Prinzipien der Auswahl bei der Diätzusammenstellung

Strenge Magerkost
salzlos (Ersatz durch Gewürze)
fettlos (Ersatz durch Magermilch, Joghurt usw.)
Milch: Magermilch, Buttermilch, Magerjoghurt, Pennac
Käse: Magerkäse, Quark, Gervais, Petit-Suisse, Gala usw.
Eier ab und zu erlaubt: 2–3 p. Woche
Zucker meiden, Honig zum Süssen verwenden
Keine Mehlspeisen, Teigwaren
Getreide: nur Vollgetreide, Weissmehl vermeiden
Gemüse und Obst nach K.-H.-Tabelle (Seite 152, die niedrigen K.H. wählen)*
Saucen vermeiden
Salate fettlos, mit Buttermilch und Kräuter zubereiten
Reiche Abwechslung an Obst, Salaten, Gemüsen, mit Zitrone angerichtet
Geschmacksbereicherung durch fein abgestufte Gewürze, Wildkräuter u.a.m.

Mildere Magerkost
salzarm
fettarm
Vermeiden:
Dünsten im Fett
Mehl stäuben und Mehlsaucen
Frituren usw.
Zum Anrichten:
etwas Olivenöl Butter oder Reformhaus-Pflanzenfett oder wenig Rahm, wenig Öl an Salate und Mayonnaise
Zucker wenig und selten, Bonbons, Schokolade, Patisserie verboten
Weissmehl wenig und selten
Vollmilch, Volljoghurt erlaubt
im Übrigen gelten die Prinzipien der strengen Magerkost

Allgemein
Knappe Mengen:
nur 1 kleiner Teller voll
nur 1 Brot
nur 1 Tasse
usw.
auf einmal

Keine Zwischenmahlzeiten, auch kein Knabbern von unwichtigen Kleinigkeiten, welche sich unbemerkt zu stattlichen Mengen steigern können.

Die Anreicherung der Kost bei Untergewicht
Zur Anreicherung eignet sich die Zugabe von Mandelmus, Sesammus, Olivenöl und wenn auf Grund allergologischer Austestung verträglich die Zugabe von frischem Vollrahm. Nüssen jeder Art und Mandeln. Mehrfach ungesättigte Pflanzenöle sollen reichlich verwendet werden. Dabei soll das Verhältnis von Omega 3 zu Omega 6 Fettsäuren 1:1 betragen, denn die Omega 3 Pflanzenöle wirken regulierend auf das Immunsystem und entzündungshemmend.

Eine Woche für jeden Monat des Jahres

Diese Menüs eignen sich für das Erhalten der schlanken Linie, wenn dies erreicht ist. Dabei muss beachtet werden, dass der

* K.H.-Tabelle Seite 152

gekochte Anteil nicht mehr als ⅓ der Gesamtmenge des Menüs betragen soll. Für die Zeit der Gewichtsreduktion ist die reine, vegane Rohkostdiät am wirksamsten. Auch dann müssen die Mengen klein gehalten werden. Sobald Gekochtes dazu gegessen wird, wird der Gewichtsrückgang stagnieren, bis wieder zur Rohkost gewechselt wird.

Ein Woche Diät zur Erhaltung der schlanken Linie

Frühstück
150 g Bircher-Müesli (ungesüsste Kondensmilch)
1 Teelöffel geriebene Nüsse
1 Scheibe Vollkornbrot oder Knäckebrot
Wenig Butter, Reformhaus-Pflanzenfett oder Quark
Kräutertee oder Hagebuttentee.
Zur Abwechslung:
statt Brot Getreidebrei mit etwas Joghurt oder Sojamilch, Mandelmilch oder Vorzugsmilch.

Abendessen
150 g Bircher-Müesli (mit Mandelpüree zubereitet)
Vollkorn- oder Knäckebrot mit Reformhaus-Pflanzenfett oder wenig Butter oder Quark oder Sojaaufstrich
Früchte
Kräutertee
Zur Abwechslung:
statt Bircher-Müesli ½ Grapefruit
statt Tee eine Gemüsebouillon oder Rohgemüsesaft
statt Brot 1 Schalenkartoffel mit Quark
Weitere Abwechslung:
Vollreis fettarm mit grünem Salat
statt Brot und Reformhaus-Pflanzenfett: belegte Brötchen mit Quark, Kresse, Radieschen, Tomaten, Ei.

Ein Jahr Diätmenüs zur Erhaltung der schlanken Linie, wann dies erreicht worden ist, geeignet auch bei Untergewicht:

Januar bis März

Mittagessen
1. Tag:
½ Grapefruit
2–3 Esslöffel Rohgemüse: Randen, Feldsalat, Karotten
2 kleine Quarkkartoffeln

2. Tag:
1 Apfel
2–3 Esslöffel Rohgemüse: Sellerie und Endivien
Frühlingssuppe
Lauchgemüse
japan. Reis

3. Tag:
1 Orange
2–3 Esslöffel Rohgemüse: Rübchen, Endivien, Schwarzwurzeln
Tomatenkartoffeln
1 gefüllter Apfel

4. Tag:
1 Mandarine
2–3 Esslöffel Rohgemüse: Schwarzwurzeln, Rotkraut, Feldsalat
Gerstensuppe Spinat und 1 Ei

5. Tag:
1 Apfel
2–3 Esslöffel Rohgemüse: Rettich, Endivien, Fenchel
Polenta

6. Tag:
1 Orange
2–3 Esslöffel Rohgemüse: rote Bete (Randen), Sauerkraut, Sellerie
Schalenkartoffeln (1 grosse oder 2 kleine)

7. Tag:
½ Grapefruit
2–3 Esslöffel Rohgemüse: Blumenkohl, Spinat, Randengemüse
2–3 Kümmelkartoffeln
Fruchtgelee

April bis Juni

1. Tag:
1 Orange
2–3 Esslöffel Rohgemüse: Radieschen, Kopfsalat, Krautstiele
Bouillonkartoffeln
Apfelmus

2. Tag:
1 Apfel
2–3 Esslöffel Rohgemüse: Löwenzahn, Sellerie
Gemüsebouillon mit Ei
Lattich
Riz creol

3. Tag:
Erdbeeren
2–3 Esslöffel Rohgemüse: Karotte und Kresse
Artischocken
Vinaigrette
Bouillonkartoffeln

4. Tag:
1 Apfel
2 mit Tomaten und Radieschen belegte Brötchen
Gemischter Salat von gekochten Gemüsen

5. Tag:
1 Orange
2–3 Esslöffel Rohgemüse: Kohlrabi und Kopfsalat
Kefen
Tomatenreis
Erdbeerkaltschale

6. Tag:
½ Grapefruit
2–3 Esslöffel Rohgemüse: Randen und Kopfsalat
Spargel
Vinaigrette
Kartoffelpüree

7. Tag:
Erdbeeren oder Himbeeren
2–3 Esslöffel Rohgemüse: Sellerie, Tomaten, Spinat
Gemüsehirse
Rhabarberkompott

Juli bis September

1. Tag:
Kirschen
2–3 Esslöffel Rohgemüse: Gurken und Kopfsalat
Tomatensuppe
Spinat
2 kleine Quarkkartoffeln

2. Tag:
2 Aprikosen
2–3 Esslöffel Rohgemüse: Karotte und Kresse
gedämpfter Kabis (Grünkohl)
Kartoffelschnee
Johannisbeergelee

3. Tag:
Himbeeren
2–3 Esslöffel Rohgemüse: Stangensellerie und Tomaten
1 Maiskolben mit Quarksauce und Kräutern
Karotten

4. Tag:
1 Pfirsich
2 belegte Brötchen (Gurken, Eier) Kopfsalat
Junket mit Himbeeren

5. Tag:
Heidelbeeren
2–3 Esslöffel Rohgemüse: Radieschen und Kopfsalat
Peperonata
japan. Reis
gefüllte Melone

6. Tag:
Brombeeren
2–3 Esslöffel Rohgemüse: Zucchetti u. Kresse
Spinatomelette
rote Grütze, evtl. mit Mandelmilchsauce

7. Tag:
1 Pfirsich
2–3 Esslöffel Rohgemüse: Blumenkohl und Peperoni,
Kopfsalat
gefüllte Tomaten mit Reis
Zitronencreme.

Oktober bis Dezember

1. Tag:
1 Traube
2–3 Esslöffel Rohgemüse: Schwarzwurzeln und Endivien
Karottensuppe
Chicorée
Kartoffelschnee

2. Tag:
1 Apfel
2–3 Esslöffel Rohgemüse: Randen und Fenchel
Rotkraut mit Apfelschnitzen
Kartoffelpüree

3. Tag:
1 Birne
2–3 Esslöffel Rohgemüse: Karotten und Sauerkraut
Tomaten à la Provence
Zitronen-Reispudding

4. Tag:
1 Traube
2–3 Esslöffel Rohgemüse: Blumenkohl und Kopfsalat
Rosenkohl
Tomatenreis

5. Tag:
1 Mandarine
2–3 Esslöffel Rohgemüse: Tomaten und Endivien
Bouillon mit Ei
Blumenkohl
Kartoffelschnitten mit Spinat

6. Tag:
1 Birne
2–3 Esslöffel Rohgemüse: Karotten und Feldsalat
Spinat
Weizenspeise
Fruchtsalat

7. Tag:
Kaki
Sojasuppe
Salade niçoise und Gemüsesülze Halbäpfel

Eine Woche strenge Diät zur Erhaltung der schlanken Linie

1. Tag
Frühstück
150 g Bircher-Müesli mit Magerjoghurt und etwas Honig
10–15 g geriebene Nüsse
1 Stück Vollkornbrot mit Magerquark
1 Tasse Hagebuttentee oder Lindenblütentee oder Solidagotee, ungesüsst.

Mittagessen
1 Frucht
2–3 gehäufte Esslöffel Rohgemüse fettarm
1 Tasse Gemüsebrühe, evtl. mit Einlage fettlos
Gedämpfter Sellerie (wenig Fett oder fettlos)
1 grosse oder zwei kleine Quarkkartoffeln (Magerquark)

Nachtessen
150 g Bircher-Müesli oder ½ Grapefruit oder 150 g Joghurtmüesli

1 Stück Vollkornbrot
5–8 g Butter oder Reformhaus-Pflanzenfett
oder Quark oder anderer Magerkäse
oder 150 g Vollgetreidebrei mit Milch
oder Buttermilch u. etwas Rohzucker

2. Tag
Frühstück
dasselbe

Mittagessen
1 Frucht
2–3 Esslöffel Rohgemüse fettarm
Gedämpfte Endivien fettlos
Gefüllte Tomaten mit Käsefüllung
Fruchtgelee wenig gesüsst

Nachtessen
150 g Bircher-Müesli oder ½ Grapefruit
Gemischter Salat, evtl. Salade niçoise
1 Tasse Gemüsebrühe

3. Tag
Frühstück
dasselbe

Mittagessen
1 Frucht
2–3 Esslöffel Rohgemüse fettarm
Kleine Gemüseplatte (Blumenkohl, Bohnen, Rübchen,
1 Bouillonkartoffel), ganz kleine Mengen
1 Esslöffel Preiselbeeren

Nachtessen
150 g Fruchtsalat
50 g Joghurt oder Buttermilch
1 Stück Vollkornbrot
3 Baumnüsse
ca. 5–8 g Reformhaus-Pflanzenfett oder Quark

4. Tag
Frühstück
dasselbe

Mittagessen
1 Frucht
2–3 Esslöffel Rohgemüse fettarm
1 kleine Menge Rübchensuppe
Tomatenreis mit Kopfsalat

Nachtessen
150 g Fruchtsaft
2 belegte Brötchen (1 Tomatenbrötchen,
1 Quark- oder Käsebrötchen)
1 Tasse Kräutertee

5. Tag
Frühstück
dasselbe

Mittagessen
1 Frucht
2 rohe gefüllte Tomaten (Sellerie, Weisskraut)
1 Spinatomelette fettarm Apfelmus

Nachtessen
150 g Bircher-Müesli
1 Teller Minestra ohne Teigwaren

6. Tag
Frühstück
dasselbe

Mittagessen
½ Grapefruit
1 Glas Rübchen-Tomaten-Saft
Gemüsehirse mit Feldsalat

Nachtessen
150 g Bircher-Müesli
2–3 Kümmelkartoffeln
1 Gervaiskäse oder Magerquark
1 Portion Kopfsalat

7. Tag
Frühstück
1 Frucht
150 g Vollkornschrotbrei
100 g Joghurt oder Buttermilch

Mittagessen
1 Frucht
2–3 Esslöffel Rohgemüse fettarm
2–3 Kartoffelspinatschnitten
Kaltgerührte Orangencreme oder Fruchtgelee mit etwas Eiweiss-Schnee statt Schlagsahne

Nachtessen
150 g Bircher-Müesli
10 g Mandeln, gerieben oder ganz
1 Stück Vollkornbrot
20 g Magerquark, angerührt mit etwas Milch, Schnittlauch und Reform-Hefeextrakt oder Sojaaufstrich

Diät-Rezepte für die gesunde, schlanke Linie*

Vorbereitende Erklärungen zur Frischsaftdiät

SÄFTE**

Rohnahrung in mechanisch verfeinerter Form zur Durchführung von Saftfastentagen. Es ist eine hochwertige Nahrung, entwässert, schonend, ohne starke Ausfallerscheinung. Man vergesse jedoch nicht, dass die unzerkleinerte Frischkost durch Säfte auf die Dauer nicht ersetzt werden kann. Darum Rückkehr zu Obst und Rohgemüse, sobald erlaubt (siehe Kurplanseite 108 ff.).

Allgemeines: Reinigung, siehe Einleitung Kapitel Rohgemüse. Für die Zubereitung der Frucht- und Gemüsesäfte sind viele Pressen im Handel, von der kleinen Handpresse bis zur Zentrifuge mit Motor. Wird die Handpresse verwendet, so müssen die Früchte und Gemüse zerkleinert werden.
Äpfel, Birnen und alle Knollengemüse fein raffeln, Blattgemüse und Kräuter fein wiegen.
Sofort nach dem Pressen servieren. Jedes Stehenlassen bedeutet Wertverlust. Die Citrusfrüchte sind, ausser Mandarinen, das ganze Jahr erhältlich und zeichnen sich aus durch sehr hohen Mineralstoff- und Vitamin-C-Gehalt. Sie haben die Eigenschaft, den Appetit zu dämpfen. Es ist vorteilhaft, diese Säfte unvermischt zu trinken, da so das Vitamin C und andere Wirk- und Aromastoffe am besten erhalten bleiben.

Die Frischsäfte

Obstsäfte
Müssen mehrere Safttage hintereinander genommen werden, so drängt sich eine Abwechslung auf, und deshalb schlagen wir nach den reinen Säften folgende Kombination vor:

1. Reiner Grapefruitsaft
2. Reiner Orangensaft (evtl. mit einigen Tropfen Zitronensaft).
3. Reiner Orangensaft (zur Abwechslung mit einer Prise feinstgeriebener Orangenschale gewürzt).
4. Reiner Mandarinensaft (evtl. mit einigen Tropfen Zitronensaft).
5. Reiner Mandarinensaft (zur Abwechslung mit einer Prise feinstgeriebener Mandarinenschale).
6. 1 Banane mit Gabel zerdrücken und schaumig schlagen oder mixen, dann sorgfältig mit reinem Orangen- oder Mandarinensaft auf die gewünschte Flüssigkeitsmenge vermischen.
7. Reiner Ananassaft.
8. Orangensaft zu ⅔ mit ⅓ Ananassaft.
9. Reiner Kirschsaft.
10. Kirschsaft zur Hälfte mit Orangensaft.
11. Erdbeeren durch das Sieb streichen

---

* Über 1000 Rezepte und Speisepläne für die Bircher-Benner-Normalernährung und für verschiedene Diäten bringt das „Bircher-Benner-Kochbuch"

** Wer keine Gelegenheit zum Selbstzubereiten hat, kann im Reformhaus hochwertige Trauben-, Frucht- und Gemüsesäfte in Flaschen erhalten.

und mit Orangensaft auf die gewünschte Menge mischen.
12. Himbeeren (zubereiten wie Nr. 11).
13. Himbeeren und Johannisbeeren (wie Nr. 11).
14. Aprikosen (wie Nr. 11).
15. Aprikosen und Himbeeren (wie Nr. 11).
16. Pfirsiche (wie Nr. 11).
17. Pfirsiche und Himbeeren oder Erdbeeren (wie Nr. 11).
18. Cassissaft rein oder vermischt mit Orangensaft.
19. Heidelbeersaft rein oder vermischt mit Orangensaft.
20. Traubensaft rein oder halb Traubensaft, halb Orangensaft.
21. Traubensaft mit einigen Tropfen Zitronensaft.
22. Brombeeren durch Sieb streichen und mit Traubensaft auf gewünschte Menge und Süsse vermischen.
23. Kaki ca. ⅓ durch Sieb streichen und mit ⅔ Orangensaft mischen.

NB. Wo frische Früchte nicht oder schwer erhältlich sind, können tiefgekühlte Fruchtsäfte, leicht mit Wasser verdünnt, verwendet werden, jedoch nur mit Mass, weil sie sehr zuckerhaltig sind und der energetische Nährwert viel geriner ist. Wenn erwünscht, lässt sich ab und zu auch etwas Joghurt zu den Obstsäften mischen.

Schleim als Zusatz zu Säften

Es ist wichtig zu wissen, dass Fruchtsäuren im Stoffwechsel basisch wirken. Ist die Magen- oder Speiseröhrenschleimhaut aber gereizt, so wird die direkte Einwirkung der Fruchtsäuren schlecht vertragen. Dann ist folgendes Vorgehen wichtig:

Den Rohsäften zu ⅓ beimischen, neutralisiert die Schärfe des Fruchtgeschmackes.

a) *Reis- oder Gerstenschleim:*
1 gehäufter Teel. Reis- oder Gerstenmehl, 2 dl Wasser.
Reis- oder Gerstenmehl in Wasser kalt anrühren und unter ständigem Rühren 5 Min. kochen, erkalten lassen.

b) *Leinsamenschleim:*
1 Essl. Leinsamen, 2 dl Wasser.
Leinsamen waschen, in Wasser 10 Min. kochen, absieben und erkalten lassen.
Das Tagesquantum kann einmal täglich zubereitet und in der Thermosflasche aufbewahrt werden, um den Rohsäften davon beizumischen.

Frisch verabreichen: hoher Mineral- und Vitamingehalt. Jeder Saft hat seinen speziellen Wert.

1. Tomatensaft rein.
2. Randensaft rein, mit Zitronensaft gewürzt.
3. Randensaft rein, mit Zitronensaft, Joghurt und Kräutern gewürzt.
4. Selleriesaft rein, mit Joghurt und Zitronensaft gewürzt.
5. Rüblisaft rein, mit Zitronensaft gewürzt.
6. Rüblisaft rein, mit Zitronensaft, Joghurt, Kräutern sowie Zwiebeln oder Knoblauch gewürzt.
7. Spinatsaft rein, mit Zitronensaft gewürzt.
8. Spinatsaft rein, mit Zitronensaft, Joghurt und Kräutern gewürzt (wie oben).
9. Gemischte Gemüsesäfte:
   a) ⅓ Tomatensaft, ⅓ Spinatsaft, ⅓ Selleriesaft.
   b) ⅓ Selleriesaft, ⅓ Rüblisaft, ⅓ Tomatensaft.
   c) ⅓ Tomatensaft, ⅓ Spinatsaft, Randen- und Selleriesaft zu gleichen Teilen
   (würzen wie oben, evtl. zusätzlich etwas Fenchelsaft oder Gurkensaft oder Meerrettichsaft oder Sauer-

ampfersaft oder Brennesselsaft oder Löwenzahnsaft).

Es können auch andere Blattgemüse oder Salate verwendet werden, z.B. Weisskraut, Kohl, Kopfsalat, Endivien, Feldsalat, Lattich, Löwenzahn. Im Frühjahr Blutreinigung durch Brennessel-, Sauerampfer- und Löwenzahnsaft

Zum Mitpressen abwechslungsweise: Sauerampfer, Brennessel, Schnittlauch, Petersilie, Zwiebeln, zarte Sellerieblätter oder -knollen und andere Kräuter.

Gemüsesäfte

Ungemischte Gemüsesäfte
Tomaten, Karotten, Randen (rote Bete), Rettich, Kohl, Sellerie, Kartoffeln, sämtliche Blatt-, Knollen- und Wurzelgemüse.

Gemischte Gemüsesäfte
Besonders bewährte Mischungen sind – gemäss unserer Erfahrung:
Karotten, Tomaten, Spinat (zu gleichen Teilen)
Tomaten und Karotten
Tomaten und Spinat
Andere Mischungen (und Cocktails) können nach eigenem Geschmack kombiniert werden. Der erdige Geschmack von Wurzelgemüsen kann durch Beigabe einer sonnengereiften Frucht angenehm aufgehellt werden.

Zum Mitpressen: abwechslungsweise Sauerampfer, Brennessel, Schnittlauch, Petersilie, Zwiebeln, zarte Sellerieblätter oder Knollen und andere Kräuter. Beigaben pro Glas (1 ½ bis 2 dl): 10 g Rahm, etwas Zitronensaft, evtl. etwas Fruchtkonzentrat; bei Magen-Darm-Kranken evtl. Leinsamen-, Reis- oder Gerstenschleim.

Es können auch andere Blattgemüse oder Salate verwendet werden, z.B. Löwenzahn, Weisskraut, Kohl, Kopfsalat, Endivien, Feldsalat, Lattich. Im Frühjahr Blutreinigung durch Brennessel-, Sauerampfer- und Löwenzahnsaft.

Besonders bekömmliche Saftrezepte für gemischte Säfte
(Gemüse-, und Fruchtsaftmischung für 4 Personen)

- 1 Sellerie, 6 Äpfel, 1 Orange, 1 Birne
- 5 Stangensellerie, 6 Äpfel, 1 Orange
- 2–3 Randen, 1 halbe Ananas
- 5 Tomaten, 6 Karotten, 1 Sellerie, 2 Fenchel
- 8 Karotten, 5 Äpfel, 1 Orange
- 3 Gurke, 1 Fenchel, 5 Äpfel
- 3 Fenchel, 6 Äpfel
- 9 kleine Birnen oder 5 grosse Birnen, 4 grosse Nektarinen + 6 mittelgrosse Zwetschgen
- 6 mittelgrosse Galaäpfel, 4 grosse Birnen + 3 grosse Nektarinen
- 6 Karotten, 4 Tomaten
- 6 Jonagoldäpfel, 4 Birnen, 1 grosse Traube, 4–6 Zwetschgen
- 5 Karotten + 6 Äpfel
- 4 Karotten, 6–8 Galaäpfel
- 4 Karotten, 5 Tomaten, 1 Sellerie, 2 mittlere Fenchel + Basilikum (fein geschnitten)
- 4–5 Karotten, 1 grosser Fenchel, 6 mittelgrosse Galaäpfel (sehr gut)
- 3 mittelgrosse Karotten, 8 kleine Tomaten, 1 grosser Fenchel, 1 Prise Salz
- 2 Stangenselleriestengel, 1 Orange, 6 Galaäpfel, 2 mittelgrosse Trauben
- 2 mittelgrosse Fenchel, 6 Galaäpfel, 2 kleine Orangen
- 2 grosse Randen mit 2 grossen Mangos (ohne Schale)
- 2 grosse Orangen, 2 grosse Kaki, 2 grosse Galaäpfel, 2 grosse Fenchel, 2 grosse Birnen
- 1–2 grosse Randen, 1 grosse Orange + 4–5 Äpfel, 1 Pfälzerrübe gross
- 1 mittelgrosser Randen, 1 grosse

Orange, 1 mittelgrosser Sellerie + 3 mittelgrosse Gravensteineräpfel
- 1 mittelgrosser Fenchel + Basilikum (feingeschnitten) + 3 grosse Tomaten
- 1 mittelgrosse Sellerie, 6 grosse Birnen
- 1 mittelgrosse Randen, 2 mittelgrosse Fenchel, 2 Gravensteineräpfel, 1 grosse Orange
- 1 mittelgrosse Randen, 1 Orangen, 1 mittelgrosse Sellerie, 3 mittelgrosse Gravensteineräpfel
- 1 grosser Sellerie, 1 kleine Ananas, 4 grosse Galaäpfel
- 1 grosse Sellerie, 1 halbe Ananas + 4 Äpfel
- 1 grosse Sellerie mit 6 Birnen
- 1 grosse Randen, 2–3 grosse Mangos
- 1 grosse Randen, 2 Orangen, 3 grosse Karotten + 4 mittelgrosse Galaäpfel
- 1 grosse Randen, 1–2 Orangen, 4–5 Galaäpfel
- 1 mittelgrosse Sellerie, 6 Karotten, 1 Zucchini, 1 Orange, 5 Galaäpfel
- 5 Karotten, 1 Orange, 6 Galaäpfel, 6 Clementinen, 2 Birnen, 3 Bananen

BIRCHER-MÜESLI

1. Das Apfelmüesli

Das ursprüngliche Apfelmüesli, so wie es von Dr. med. Maximilian Bircher Benner erstmals eingeführt wurde, ist nach unserer langjährigen Erfahrung eine der bewährtesten Diätspeisen geblieben.
Im Prinzip sind die sauren, weissfleischigen, saftigen Äpfel die besten, z.B. Klaräpfel, Gravensteiner, Sauergrauech, Menznauer Jäger, Jonathan, Ontario, Wellington, Glockenäpfel, Champagner-Reinetten, evtl. Bonäpfel.
Müssen in vorgerückter Jahreszeit etwas trockene oder geschmacklich eintönige Apfel verwendet werden, so kann das Aroma angereichert werden mit einem Zusatz von etwas frisch geriebener Orangen- oder Zitronenschale, durch Zugabe von Orangensaft unmittelbar vor dem Servieren und ab und zu auch etwas Hagebuttenmus.

Zubereitung
8g Haferflocken (1 gestr. Esslöffel), 3 Essl. Wasser (kalt), 1 Essl. Zitronensaft, 1 Essl. Mandelpüree (ev. Kondensmilch (gezuckert)*, evtl. 1–2 Essl. Wasser, je nach Sorte der Äpfel, 200g Apfel, 1 Essl. Haselnüsse oder Mandeln (gerieben), anstatt 1 Essl. Haferflocken: 1 Teel. Haferflocken (eingeweicht), 1 Teel. Getreidekörner. Haferflocken in Wasser einweichen, Zitronensaft, Mandelpüree (bzw. Kondensmilch) beifügen und zu glatter Sauce vermischen. Äpfel waschen, mit sauberem Tuch abtrocknen. Stiel und Fliege entfernen. Die Äpfel auf der Bircher-Raffel direkt in die Sauce hineinreiben, öfters umrühren, damit sich das Apfelfleisch nicht bräunt. (Das Raffeln soll kurz vor dem Servieren erfolgen.) Statt des Raffelns kann das Birchermüesli auch mit dem Stabmixer zubereitet werden, mit sehr ähnlichem Resultat. Haselnüsse oder Mandeln über die angerichtete Speise streuen.
Es können auch Weizen-, Reis-, Gerste-, Roggen-, Hirse-, Buchweizen-, Sojaflocken verwendet werden oder die in den Reformhäusern erhältlichen gemahlenen, getrockneten Weizenflocken, evtl. auch mit Hefeflocken gemischt (Anreicherung von Vit. B und anderen natürlichen Wirkstoffen, darmanregende Wirkung). Die Haferflocken sind aber besonders geeignet, da sie am besten vertragen werden.
Haferflocken 12 Std. einweichen. (Rapidflocken müssen nicht unbedingt eingeweicht werden, die Wassermenge bleibt jedoch dieselbe.)
Getreidekörner 24 Std. in Wasser einweichen, dann auf ein Sieb leeren, kalt abspülen, ganz geschrotet oder gemixt dazugeben.

---

* Zur Abmagerungskur ist Mandelpüree oder ungezuckerte Kondensmilch geeigneter. Ev. mit etwas Honig nachsüssen.

2. Apfelmüesli mit Joghurt für 1 Portion
Nicht bei Milchunverträglichkeit. Stärker verdauungsfördernd, herber, weniger sättigend, geeignet für die Abmagerungskost.
8 g Haferflocken, 3 Essl. Wasser, 3 Essl. Joghurt, 1 Teel. Zitronensaft, 1 Essl. Honig oder 1 ½ Essl. Rohzucker, 200 g Äpfel, 1 Essl. Haselnüsse oder Mandeln, gerieben.
Haferflocken 12 Std. in Wasser einweichen, mit Joghurt, Zitronensaft, Honig oder Rohzucker zu glatter Sauce vermischen. Äpfel zubereiten wie Rezept Nr. 1. Haselnüsse oder Mandeln über die angerichtete Speise streuen.

3. Müesli mit Beeren oder Steinobst für 1 Portion
Besonders hoher Vitamin-C-Reichtum.
150–200 g Erdbeeren (gewaschen, erlesen) oder Himbeeren, Heidelbeeren, Johannisbeeren, Brombeeren (gewaschen, erlesen) oder 150–200 g Zwetschgen, Pfirsiche, Aprikosen.
Erdbeeren oder Himbeeren, Heidelbeeren, Johannisbeeren, Brombeeren mit Holzstössel oder Gabel zerdrücken oder Zwetschgen, Pfirsiche, Aprikosen entsteinen und durch die verchromte Hackmaschine treiben oder mit dem Messer fein schneiden.

4. Müesli mit verschiedenen Früchten gemischt
Erdbeeren und Himbeeren – Erdbeeren, Himbeeren und Johannisbeeren – Erdbeeren und Apfel – Brombeeren und Apfel – Äpfel mit feingeschnittenen Orangen- und Mandarinenschnitzen – Apfel und Bananen – Zwetschgen und Pfirsiche oder Aprikosen usw. (Zubereitung der Sauce siehe Müselirezept Nr. 1.)

5. Müesli mit getrockneten Früchten
Sollten irgendwelche Umstände erfordern, dass man das Müesli mit getrockneten Früchten (Apfel, Aprikosen, Zwetschgen) zubereitet, so wasche man pro Portion 100 g getrocknete Früchte, weiche sie in kaltem Wasser 12 Std. ein und treibe sie durch die Hackmaschine. Diese Masse wird mit der im Grundrezept angegebenen Sauce vermengt.
Bei getrocknetem Obst achte man auf gute Qualität ohne Konservierungs- und Bleichmittel, sonst können unliebsame Magen- und Darmstörungen eintreten. Dieses Müesli ist besonders darmanregend.

ROHGEMÜSE

Bei der Zubereitung der Rohgemüse beachte man folgende vier Grundsätze:

Frische
Am besten sind sonnengereifte, biologisch gezüchtete Gemüse, ideal, wenn aus dem eigenen Garten.
Rohgemüse sollen so kurz wie möglich vor dem Genuss zubereitet werden, damit kein Welken und Auslaufen des Saftes stattfindet und die zerkleinerten Nahrungsmittel möglichst wenig lang in Kontakt mit der Luft sind. (Rasches Vermischen mit der Sauce.)

Qualität
Qualität bedeutet hier: bei Blatt- und Wurzelgemüsen junge, zarte Beschaffenheit, nicht gebleicht, sondern vollfarbig, nicht einseitig oder übermässig gedüngt, sondern womöglich kompostgedüngt, frei von Pflanzenkrankheiten. Da, wo es sich um Krankenkost handelt, ist dieser Grundsatz besonders wichtig.

Harmonische Zusammenstellung
Jedes Rohgemüsegericht soll womöglich aus dem Dreiklang: Wurzel-Frucht-Blatt-Gemüse bestehen. Das grüne Blatt sollte besonders in der Krankenkost nicht fehlen. Auch in die Sauce ist innerhalb der gleichen Rohgemüseschüssel Abwechslung zu bringen.

Dreiklang in den Farben erhöht die Schönheit der Platte und trägt zur Freude des Essens bei.
Kleine Garnituren aus Kräutern, Radieschen und Erstlingskarotten usw. können bei besonderen Gelegenheiten die Rohgemüseplatte farbenfroh und festlicher gestalten, jedoch soll die Dreizahl der Rohgemüse im Alltag pro Mahlzeit nicht überschritten und eher für Abwechslung im Laufe des Tages gesorgt werden. Ein übertriebenes Vielerlei ist für die Verdauung ungünstig.

Gute Reinigung
Um der Verwurmung und der Infektion durch pathogene Colibazillen vorzubeugen, befolge man genau die nachfolgenden Vorschriften über die Reinigung der Gemüse.
Biologisch und ohne Jauchedüngung angebaute Gemüse enthalten keine Wurmeier.

Reinigung der Blattgemüse
Kopfsalat, Endivien, Lattich, Weisskraut, Kohl, Rotkraut usw. Die Blätter auseinandernehmen, braune und schadhafte Stellen entfernen, mehrere Male nachspülen, am besten jedes Blatt einzeln unter der Dusche oder dem Wasserstrahl abspülen. Im Drahtkorb, der Salatzentrifuge oder einem sauberen Tuche ausschwingen.
Feld- und Schnittsalate, Spinat, Löwenzahn, Kresse, Rosenkohl und ähnliche kleinblättrige Salate bedürfen der besonderen Sorgfalt beim Rüsten und Waschen. Öfters in kleinen Portionen durchspülen, Würzelchen und zähe Stiele entfernen.
Chicorée und Chicorino halbieren, äusserste Blätter entfernen und gut durchspülen.

Reinigung der Wurzelgemüse
Sellerie, Karotten, Schwarzwurzeln, Randen, Rettich, Kohlrabi, Radieschen. Die Wurzeln mit einer Bürste unter dem laufenden Wasser reinigen. Schälen und sofort in kaltes Wasser mit Salz und Zitronensaft legen (½ Zitrone oder ausgepresste Schalen auf 5 l Wasser), damit die Gemüse ihre frische Farbe nicht verlieren.
Dunkle Stellen an Wurzelgemüsen enthalten Bafilotoxine, welche die Inselzellen der Bauchspeicheldrüse schädigen und somit Diabetes mellitus erzeugen können. Sie müssen weit ausgeschnitten werden.

Reinigung der Gemüsefrüchte
Tomaten, Gurken, Zucchetti, Peperoni (Paprikaschoten). Die Früchte zuerst waschen, dann evtl. schälen oder kleinschneiden.
Gurken von der Mitte nach aussen schälen, bittere Enden abschneiden. Zarte Gurken können auch ungeschält verwendet werden.
Für Salate nur junge, zarte Zucchetti verwenden, nicht schälen. Grüne und gelbe Peperoni sind weniger scharf als die roten. Die Peperoni halbieren und Kerne entfernen, dicke Teile einschneiden und evtl. in Wasser einlegen, falls sie zu scharf sind.

Blumenkohl, Stangensellerie, Lauch, Fenchel
Den Blumenkohl in grössere Stücke zerlegen, schadhafte Stellen wegschneiden, Strunkteile etwas abschälen und in Salzwasser einlegen.
Stangensellerie schälen, zähe Teile wegschneiden.
Lauch halbieren, rüsten und unter der Brause waschen.
Fenchel halbieren und waschen.

Allgemeines über neue Reinigungsmethoden
Sollte bei Gemüsen, evtl. auch Früchten, Zweifel über deren Sauberkeit und Keimfreiheit bestehen (besonders in südlichen und tropischen Ländern und bei Jauchedüngung), befolge man nachstehende Reinigungsmethoden:

1. Zur Befreiung von Wurmeiern und Ungeziefer lege man das Gemüse in

einer verdünnten Kochsalzlösung (1 Handvoll Salz auf 5 l Wasser) ein. Die Kochsalzlösung bringt die durch eine Eiweissschicht haftenden Wurmeier zum Auflösen, und dadurch werden die Gemüse beim nachherigen Abspülen frei davon.

2. Bakterien, Colibazillen und Pilze, die für einen gesunden Menschen in unseren Gegenden keine Gefahr bedeuten, können mit Zitronensäure oder Essig entfernt werden. Man stelle eine Lösung von 60 g Zitronensäure (in Drogerien erhältlich) auf 1 l Liter Wasser her und lasse besonders die Blattgemüse 15 Min. in dieser Lösung liegen. Darauf gut durchspülen unter dem laufenden Wasserstrahl. Zitronensäurelösung absieben und aufbewahren. Sie kann 3- bis 4-mal verwendet werden.
3. Knollen- und Fruchtgemüse können nach dem Rüsten in ein Sieb gegeben und 10 Sek. in kochendes Wasser getaucht werden. Dabei wird die äussere Schicht keimfrei, und innen ist das Gemüse doch roh geblieben.
4. Gemüse- und Fruchtsäfte werden beinahe keimfrei, auch ohne diese Vorbereitungen, wenn man noch ⅕ der Menge des Saftes ausgepressten Zitronensaft beifügt.
5. Um sich in den Tropen vor Amöbeninfektion zu schützen, tauche man die gerüsteten Gemüse in eine Chlorkalklösung (5 g Chlorkalk auf 1 l Wasser). Dann gut nachwaschen mit gekochtem Wasser, wodurch der Chlorkalk vollständig entfernt wird. Sonst ist er schädlich für die Gesundheit.

Das Zerkleinern der verschiedenen Gemüse

Kopfsalat, Schnittsalat, Feldsalat, Löwenzahn, Kresse – ganz lassen oder die grössten Blätter halbieren.
Lattich, Endivien, Chicorée – in ½ cm breite Streifen schneiden.
Spinat, Lauch, Peperoni, Stangensellerie, Fenchel – in ganz feine Streifchen schneiden.
Kohl, Weisskraut, Rotkraut – fein hobeln.
Rübchen, Sellerie, Randen, Rettich, Schwarzwurzeln, Kohlrabi – mit der „Bircherraffel" oder einer grösseren Raffel raffeln.
Gurken, Zucchetti, Radieschen – in feine Scheiben hobeln.
Blumenkohl – Blüte und zarte Strunkteile fein hobeln.

SALATSAUCEN

Ölsauce für 1 Portion Rohgemüse

½ Essl. Öl, 1 Teel. Zitronensaft, etwas Zwiebeln (evtl. Knoblauch), 1 Teel. frische oder 1 Messerspitze getrocknete Kräuter. Alles gut vermischen.

Joghurtsauce oder Buttermilchsauce für 1 Portion Rohgemüse

2–3 Essl. Joghurt, entrahmt, oder Buttermilch, einige Tropfen Zitronensaft, etwas Zwiebeln (evtl. Knoblauch, evtl. als Saft), 1 Teel. frische oder 1 Messerspitze getrocknete Kräuter.
Mit Schwingbesen alles gut vermischen.

Mayonnaise-Sauce

1 Eigelb, zerquirlt, 2½ dl Öl, einige Tropfen Zitronensaft (1 Eigelb genügt für 6–8 Portionen). Das Öl tropfenweise unter gleichmässigem Rühren mit dem Schwingbesen dem Eigelb beifügen. Für 1 Portion 1 Essl. Mayonnaise, 1 Teel. Zitronensaft, etwas Zwiebeln, evtl. Knoblauch, 1 Teel. frische oder 1 Messerspitze getrocknete Kräuter.
Alles gut vermischen.

Folgende Salate und Rohgemüse werden angemacht mit

Kopfsalat
Ölsauce
Schnittsalat
Ölsauce
Endiviensalat
Ölsauce
Lattichsalat
Ölsauce
Basilikum, Majoran
Feldsalat
Ölsauce
Kresse
Ölsauce
**Spinatsalat*
Ölsauce
Pfefferminze, Borretsch
**Kohlsalate* (Weisskraut, Sauerkraut, Rosenkohl, Wirsing, Chinesenkohl)
Ölsauce
Liebstöckel, Thymian, Kümmel, Bohnenkraut
Tomatensalat
Ölsauce
Basilikum, Dill, Thymian
Gurkensalat
Ölsauce
Dill, Borretsdi
**Fenchelsalat*
Ölsauce
Peperonisalat
Ölsauce
Rettichsalat
Ölsauce
Radieslisalat
Ölsauce
**Stangenselleriesalat*
Joghurt- oder Buttermilchsauce
Zucchettisalat
Joghurt- oder Buttermilchsauce
Dill, Basilikum
Rübchensalat
Ölsauce
Majoran, Kerbel

* Können auch mit Bouillon verdünnter Mayonnaise angemacht werden.

**Selleriesalat*
Ölsauce
Basilikum, Thymian
Randensalat
Ölsauce
Kümmel, Liebstöckel, Thymian
**Blumenkohlsalat*
Ölsauce
Basilikum, Majoran
**Chicoréesalat*
Ölsauce
Estragon, Majoran
Topanimbursalat
Ölsauce
Thymian, Melisse
Kohlrabisalat
Ölsauce
Thymian, Liebstöckel
**Rotkrautsalat*
Ölsauce
Etwas geraffelte Äpfel
Artischocken
Ölsauce
Kümmel, Liebstöckel

Zu allen Salatarten kann nach Belieben feinverhackt oder saftförmig Zwiebeln, Schnittlauch und evtl. Petersilie beigefügt werden.

Rohgemüse, gemischt

Chicorée mit Tomatenwürfelchen – Ölsauce fettarm oder nature,
Peperoni und Fenchel – Ölsauce fettarm,
Fenchel, Chicorée und Tomatenwürfelchen – Ölsauce,
Fenchel und Rübchen – Ölsauce oder nature,
Blumenkohl und Rübchen – nature,
Tomaten und Peperoni – Ölsauce.

Sauerkraut

Ein besonders wertvolles Rohgemüse, vor allem im Winter. Es ist roh leichter verdaulich als gekocht**. Bei der gelegentlichen Zubereitung von gedünstetem Sau-

** Als Rohkost ist bevorzugt das salzarme Eden-Frischkost-Sauerkraut zu empfehlen.

erkraut kann durch Beigabe von klein geschnittenem Frischkost-Sauerkraut Geschmack, Bekömmlichkeit und Nährwert verbessert werden.

Sauerkrautsalat
Sauerkraut wird gelockert und zerkleinert, mit einigen Kümmelkörnern (oder auch gemahlenem Kümmel), 3–4 zerkleinerten Wacholderbeeren, klein geschnittener Zwiebel und einem in kleine Streifen geschnittenen ¼-Apfel vermischt. Man überträufelt mit dem Saft einer Zitrone und 1 Teel. Olivenöl. Als Ergänzung wird jede Rohkost von Wurzelgemüsen empfohlen.

Getreidekörner, gekeimt, sättigen, ohne dick zu machen, und regen den Darm an.
Besonders hoher Gehalt der Vitamin-E- und -B-Gruppe Allgemeine Kräftigung bewirkend.
Weizen, Roggen, Hafer, Gerste.

1. Tag, abends: Körner im Sieb unter der Dusche oder dem Wasserstrahl waschen und in ein Schüsselchen geben. Mit Wasser überdecken. Zimmertemperatur, Ofennähe.

2. Tag, morgens: Abspülen und auf flachem Teller trocken ausbreiten. Zimmertemperatur, Ofennähe.
Abends: In das Schüsselchen geben und wieder mit Wasser überdecken. Zimmertemperatur, Ofennähe.

3. Tag, morgens: Abspülen und auf dem Teller trocken ausbreiten.
Abends: In das Schüsselchen geben und mit Wasser überdecken. Zimmertemperatur, Ofennähe.

Die Körner sollen 1–2 cm lange Keime entwickelt haben.

MILCHARTEN

Mandelmilch, fettarm (vegetabile Eiweiss-Fett-Nahrung, einschleimend, lindernd)
Die Mandeln enthalten in ihrem Öl die mehrfach ungesättigte Fettsäuren: Linol-Linolen und Gamma-Linolinsäure und sind dadurch besonders wertvoll.
1 Teel. Mandelpüree, ½ Teel. Honig, 1½ dl Wasser oder 1 dl Wasser und eventuell ½ dl Obstsaft (bewirkt leichte Eindickung).
Mandelpüree und Honig mit dem Schneebesen verrühren und das Wasser tropfenweise beifügen.

Mandelmilch aus frischen Mandeln (besonderns leicht verdaulich)
½ Essl. Mandeln, geschält, ½ Teel. Honig, 2 dl Wasser.
In der Zentrifuge (Mixer) mischen.

Sesammilch (fettarm, reich an pflanzl. Eiweiss, sättigend)
2 dl Wasser, 1 Teel. Sesam-Püree, 1 Teel. Zitronensaft, 1 Teel. Honig.
Sesam-Püree und Honig mit dem Schneebesen verrühren und das Wasser (nach Geschmack kalt oder warm) tropfenweise beifügen.

Sesamrahm bei Säftekost zur Abwechslung
Wie Sesammilch, mit weniger Wasserzusatz, für Kaltschalen und als Rahmersatz.

Sesamfrappé bei Säftekost zur Abwechslung
Wie Sesammilch oder Sesamrahm mit Zusatz von Obstsaft, Süssmost, Obstkonzentraten usw.

Sojamilch (hochwertiges pflanzliches Eiweiss), fettarm, sättigt, ohne dick zu machen
Zu beachten ist, dass industrielle Sojaprodukte oft sehr schlecht vertragen werden, anders als frische Sojabohnen.

1 Tasse Sojabohnen, 7 Tassen Wasser, Prise Salz.
Sojabohnen waschen und trocknen, in einer Mandelmühle mahlen, 2 Std. einweichen, dann 20 Min. im Einweichwasser unter ständigem Rühren kochen, passieren, Wasser beifügen bis zur Konsistenz der Kuhmilch, Zucker und Salz beifügen, erkalten lassen, evtl. Obst oder Gemüsesaft beifügen.

Joghurt
Joghurt ist die reinste, wirksamste und leichtest verdauliche Form der Milcheiweisszufuhr, verdauungsfördernd. (Allerdings vertragen immer mehr Menschen kein Milcheiweiss mehr, wegen der industriellen Verarbeitung der Milch (Homogenisierung, UHT)

Joghurt, selbst hergestellt
1 l Milch, 1 dl Joghurt (Milch entrahmt).
1. Zum Kochen bringen und auf 38° abkühlen.
2. Mit Schwingbesen darunterrühren.
3. In Glasgefäss einfüllen.
4. Mit Mousseline und Deckel zudecken.
5. In ausgepolsterte Kochkiste stellen.
6. Mit Wolldecke oder Kissen zudecken.
7. 24 Std. an der Wärme stehenlassen.
8. Bis zum Gebrauch in den Kühlschrank stellen.

Bei Übergewicht ist Mager-Joghurt vorzuziehen, aus entrahmter Milch.

Buttermilch
sie enthält ausser Fett alle Mineral-, Eiweiss- und Zuckerstoffe der Vollmilch.

BUTTER, REFORM-PLANZENFETTE UND ÖLE

Wir verwenden:

Frische Butter
zum Verfeinern der Speisen und in den meisten Rezepten der Diätformen.

Nussella*
ein Gemisch von Kokosfett, Sonnenblumenöl und Olivenöl, wie eingesottene Butter.

Reformhaus-Pflanzenmargarine und Reformhaus-Speisefette
Pflanzenfett-Emulsionen aus natürlich festen Fetten wie Kokosöl oder Palmkernöl in Verbindung mit einem höchstmöglichen Anteil flüssiger Öle und Keimöle – insbesondere Sonnenblumenöl – Keine gehärtete Margarinen verwenden.

Nuss- und Mandelmuse
feinster nussähnlicher Geschmack, vielseitig für Küche und Tafel sowie als Schonkost verwendbar, auch anstelle von frischer Butter zu Gemüsen, Kartoffeln, Reis, Teigwaren.

Sonnenblumenkaltpressöl
Maiskeimöl
Leinöl
biologisch schonend behandelt, reich an hochungesättigten Fettsäuren, wegen ihrer Reinheit als Fett sehr wertvoll und für die meisten Menschen leichter verdaulich als erhitzte Butter.
Leinöl enthält rund 60 % Omega-3 Fettsäuren. Der Anteil an Omega-3 Fettsäuren zu Omega-6 Fettsäuren muss mindestens 1/5 betragen. In der Diätbehandlung und ganz besonders Situationen mit erhöhter Entzündungsbereitschaft, wie zum Beispiel bei der Anorexia nervosa oder krankheitsbedingter Kachexie soll er 50 % betragen. Alle kaltgepressten Pflanzenöle und besonders Leinöl muss gut verschlossen, kühl und im Dunkeln aufbewahrt werden, da es sonst oxydiert (ranzig wird).

Olivenöl
Olivenöl enthält nur einfach ungesättigte Fettsäuren. Darum darf es bis auf 170° erwärmt werden. Mehrfach ungesät-

* Nussella In der Schweiz.

tigte Pflanzenöle dürfen nicht erwärmt werden, da sonst schädliche Produkte entstehen.

SUPPEN*

Gemüsebrühe

Nur dieses Rezept ist für 4 Personen berechnet.
Man wählt die Gemüse je nach Jahreszeit, z.B. Sellerie, Karotten, etwas Kohl oder Kohlrabi, Lauch, Tomaten und Zwiebeln. Auch harte, aber gesunde Gemüseteile können verwendet werden sowie Schalen von Kartoffeln usw.
1 Teel. Reformhaus-Pflanzenfett oder Öl, 1 Zwiebel, 2 Rübchen, 1 kleine Sellerie (150 g), Kohl, Mangoldblätter, 1 grosser oder 2 kleine Lauchstengel, 3–4 l Wasser (kalt), Liebstöckel, Basilikum oder andere frische oder getrocknete Kräuter, ½ Lorbeerblatt.
Zwiebel mit der braunen Schale halbieren und Schnittfläche in Reform-Pflanzenfett leicht dünsten, mehr bräunen. (Bei Fettverbot weglassen.) Die Gemüse klein schneiden, dazugeben und mindestens ¼ Std. zugedeckt, auf kleiner Flamme dämpfen, mit dem Wasser ablöschen und 2 Std. auf kleiner Flamme kochen, nach Belieben würzen.

Gemüsebouillon

½ l Gemüsebrühe, 5 g Butter oder 1 Teelöffel Olivenöl, Salz, evtl. etwas Reform-Hefeextrakt**, Schnittlauch oder Petersilie.
Die heisse Gemüsebrühe über die Butter und die Kräuter anrichten.

Sagosuppe mit Gemüseeinlagen

15 g Sago, ½ l Gemüsebrühe, 1 Teel. Reformhaus-Pflanzenfett oder Öl, 1 kleine Karotte, 1 Stck. Sellerie, ¼ Lauch, Salz.
Sago in die kochende Gemüsebrühe einrühren. Karotte und Sellerie in kleine Würfelchen und Lauch in feine Streifchen schneiden. Mit Reform-Pflanzenfett gut durchdämpfen, zur Gemüsebrühe geben und ½ Std. kochen oder Gemüse weglassen, mit Schnittlauch würzen.

Reissuppe, klare

1 Teel. Reformhaus-Pflanzenfett oder Olivenöl, ¼ Zwiebel (gehackt), 1 Esslöffel fein geschnittene Gemüse (Rübchen, Sellerie, Lauch), 1 Esslöffel Reis, ½ l Gemüsebrühe (heiss), Schnittlauch, Salz.
Zwiebel in Reformhaus-Pflanzenfett dünsten, Gemüse und Reis dämpfen, Gemüsebrühe beifügen und 15–20 Minuten kochen, Schnittlauch in die Suppenschüssel geben.

Reissuppe, italienisch

1 Teel. Reformhaus-Pflanzenfett oder Olivenöl, 1 Essl. feingewürfeltes Gemüse (Rübchen, Zwiebeln, Selleriestengel), 100 g Spinat (klein geschnitten), 40 g Reis, ½ l Wasser Salz.
Gemüse in Reformhaus-Pflanzenfett dämpfen, bis es Farbe angenommen hat, Spinat mitdämpfen, bis der Saft eingekocht ist, Reis, Wasser und Salz beifügen und 20 Min. kochen. Butter in die Suppenschüssel geben.

Flädlisuppe

1 Essl. Mehl, ½ Ei, ½ dl Milch, ½ dl Wasser, 1 Essl. Reformhaus-Pflanzenfett, würzen mit Salbei (feingehackt) oder Sauerampferblättern oder Pfefferminzblättern, Schnittlauch, Peterli, evtl. etwas Muskat.
Einen dünnen Omelettenteig herstellen. Ein Omelett backen und in feine Streifchen schneiden.
In ½ l Gemüsebrühe geben.

---

* Können alle bei fettloser Diät ohne Fett zubereitet werden.

** Reform-Hefeextrakte sind sehr Vit.-B-reiche Hefeprodukte (reich an Glutathion, Lezithin). Es gibt auch salzloses Cenovis und Vitamin R, für Schlankheitskur günstig.

Kräutersuppe
1 Essl. Mehl, 5 dl Gemüsebrühe, 1 Prise Salz, 1 Essl. Milch, 1 Eigelb, würzen mit Liebstöckel, Basilikum, Estragon, Majoran, Schnittlauch, evtl. Muskat oder Kümmel.
Das Mehl mit etwas kaltem Wasser anrühren und in die kochende Gemüsebrühe einrühren. ¼ Std. kochen. Milch und Kräuter in die Suppenschüssel geben und die kochende Suppe damit zerquirlen.

Sojasuppe
1 Teel. Reformhaus-Pflanzenfett oder Öl, ¼ Zwiebel, 1 Essl. Mehl, 1 Essl. Sojamehl, 1 Tomate (geschält, in Würfel geschnitten), ½ l Gemüsebrühe, Salz, Muskat. Zwiebel in Reformhaus-Pflanzenfett dünsten, Mehl, Sojamehl, Tomate, Gemüsebrühe und Salz nacheinander dazugeben, ½ Stunde kochen. Muskat in die Suppenschüssel geben.

Grünkernsuppe
½ Teel. Reformhaus-Pflanzenfett, ¼ Zwiebel (gehackt), ¼ Lauch (fein geschnitten), 1 Stck. Sellerie (feine Würfelchen), 25 g Grünkern (ganz oder geschrotet), ½ l Gemüsebrühe, Salz, Liebstöckel. Grünkern 12 Std. vorher einweichen. Zwiebel, Lauch und Sellerie mit Reformhaus Pflanzenfett gut durchdämpfen, Grünkern beifügen und etwas mitdämpfen, Gemüsebrühe, Salz und Liebstöckel beifügen und 1 bis 1½ Stunden kochen. NB. Die Grünkerne können auch ungeschrotet mitgekocht und evtl. mit der ganzen Suppe passiert oder gemixt werden.

Gerstensuppe
½ Teel. Reformhaus-Pflanzenfett, ¼ Zwiebel (gehackt), 1 Essl. Lauch, Rübchen, Sellerie (fein geschnitten), 25 g Gerste, 4 dl Wasser, 1 dl Milch, Salz, Muskat, Schnittlauch. Zwiebel, Lauch, Rübchen, Sellerie gut durchdämpfen, Gerste, Wasser, Milch und Salz beifügen und 1 Std. kochen. Muskat und Schnittlauch in die Suppenschüssel geben.

Griesssuppe
1 Essl. Griess, ½ l Gemüsebrühe, Salz, Muskat, Schnittlauch. Griess und Salz in die kochende Gemüsebrühe einrühren und ½ Std. kochen. Schnittlauch in die Suppenschüssel geben.

Tomatensuppe, 1. Art fettlos
4 reife Sommertomaten, 1 Prise Salz, ½ dl Bouillon, 1 Teel. Zitronensaft. Tomaten in Stücke schneiden, kurz aufkochen, passieren, Salz, Bouillon und Zitronensaft dazugeben.

Tomatensuppe, 2. Art
1 Teel. Reformhaus-Pflanzenfett, ¼ Zwiebel, 1 kleines Rübchen, 1 kleines Stück Sellerie, ¼ Lauch, ½ Knoblauchzehe, etwas Rosmarin, 2 Tomaten, 1 Essl. Mehl, ½ l Gemüsebrühe, Schnittlauch, Salz. Zwiebel und Gemüse fein schneiden und in Reformhaus-Pflanzenfett oder Öl gut durchdämpfen. Mehl darüberstreuen. Gemüsebrühe beifügen, ½ Std. kochen und passieren.

Karottensuppe (Mohrrüben, Rübchen)
1 Teel. Reformhaus-Pflanzenfett, ¼ Zwiebel, 50 g Karotten (geschnitten), ¼ Essl. Mehl, 4 dl Gemüsebrühe, 1 dl Milch, Salz, ¼ Teel. Kümmel, Selleriekraut oder Liebstöckel.
Zwiebel und Rübchen in Reformhaus-Pflanzenfett dämpfen, Mehl darüberstreuen, leicht mitdämpfen, Gemüsebrühe und Milch beifügen, ½ Std. kochen, passieren. Kümmel, Selleriekraut oder Liebstöckel in die Suppenschüssel geben.

Spinat- oder Mangoldsuppe
1 Teel. Reformhaus-Pflanzenfett, ¼ Zwiebel, ½ Knoblauchzehe, 2 Essl. Mehl, 1 kleiner Teller Spinat (gehackt), 4 dl Gemüsebrühe, 1 kleiner Teller Spinat, 2 Blätter Pfefferminz, Muskat, Salz.

Zwiebel, Knoblauchzehe, Mehl in Reformhaus-Pflanzenfett dünsten, Spinat (gehackt) mitdämpfen, Gemüsebrühe beifügen und 20 Min. kochen. Die übrigen Zutaten mixen oder fein hacken und in die fertige Suppe geben (nicht mehr kochen).

Kerbelsuppe
1 Kartoffel (in Würfel geschnitten), ½ l Gemüsebrühe, 1 schwacher Essl. Kerbel (gehackt), 1 Essl. Rahm oder etwas Butter, Salz.
Kartoffel dünsten, Gemüsebrühe beifügen, ½ Std. kochen und passieren, Kerbel in die Suppenschüssel geben.

Frühlingssuppe
1 Teel. Reformhaus-Pflanzenfett, 1 Essl. Mehl, 4 dl Wasser oder Gemüsebrühe, Salz, ¼ Zwiebel, 1 zartes Rübchen, kleine Sellerieblätter, einige Spinatblätter, Liebstöckel-, Sauerampfer-, Brennessel- oder Löwenzahnblätter, 1 dl Milch. Mehl in Reformhaus-Pflanzenfett leicht dünsten, Wasser oder Gemüsebrühe und Salz beifügen und ½ Std. kochen, Zwiebel, Rübchen, Sellerieblätter, Spinatblätter, Liebstöckel-, Sauerampfer-, Brennessel- oder Löwenzahnblätter feinwiegen, der Suppe beifügen und einige Minuten ziehen lassen. Milch beifügen.

DIE GEKOCHTEN GEMÜSE

Auch für die gekochten Gemüse gelten die Grundregeln für Nährwerte und Zubereitung wie für die Rohkost (Sauberkeit, Frische und sorgfältige Zubereitung). Beinahe alle Gemüse können im eigenen Dampf oder mit nur wenig Gemüsebrühe gekocht werden. Wo Gemüse kurz im Salzwasser gekocht werden müssen, kann man das Wasser zu Saucen oder Suppen verwenden. Nur die Spargeln machen eine Ausnahme, da das Spargelwasser der Gesundheit nicht zuträglich ist.

Wo frische Gemüse schwer erhältlich sind, können tiefgekühlte verwendet werden.
Kochzeiten, Masse und Gewichte können beim Gemüse nicht immer genau angegeben werden, da sie sich, je nach Frische, Grösse und Appetit der Menschen, ändern.

Einige Zutaten können beigefügt oder weggelassen werden, ganz nach Geschmack.
Wichtig ist nur, sehr wenig Salz zu allen Speisen zu verwenden, mit feiner Dosierung der Kräuter ersetzt man leicht das Salz. Das Bircher-Benner Handbuch Nr. 9: Essensfreude ohne Kochsalz, erklärt diese Kunst in verfeinerter Art.

GEMÜSE „nature", fettlos
Spinat, Lattich, Endivien, Chicorée, Krautstiele, Stangensellerie, Fenchel, Kardon, Rübchen, Erbsen, Kefen, Sellerie, Schwarzwurzeln, Tomaten, Zucchetti, Peperoni (Paprika), Blumenkohl, Kohlrabi, Randen (rote Rüben), Artischocken, Topinambur, Aubergines (Eierfrüchte): Diese Gemüse können alle auch „nature" zubereitet werden, d. h.: Das Gemüse in wenig fettfreier Gemüsebrühe weichkochen, dann je nach Gemüseart zerkleinern und mit oder ohne Butterflöckchen und Kräutern anrichten.

Spinat, ganze Blätter, 1. Art
1 Teel. Reformhaus-Pflanzenfett, 1 Essl. Zwiebeln (gehackt), ½ Knoblauchzehe (gehackt), 300 g junger Spinat, Salz, Muskat, etwas Reform-Hefeextrakt. Den Spinat verlesen, dicke Stiele entfernen, gründlich waschen und abtropfen lassen. Zwiebel und Knoblauchzehe goldgelb dünsten, Spinat und Salz beifügen und zugedeckt auf kleiner Flamme dämpfen, mit Muskat, Reform-Hefeextrakt würzen. Ausgewachsener Winterspinat muss evtl. kurz in Salzwasser abgewellt werden, da er sonst bitter ist.

Spinat gehackt
300 g Spinat, 1 Teel. Reformhaus-Pflanzenfett, ¼ Zwiebel (gehackt), 5 g frische Butter, Pfefferminzblätter, Muskat, 30 g roher Spinat, Salz.
Den Spinat verlesen, dicke Stiele entfernen und gründlich waschen. Spinat in die Pfanne geben, zudecken und auf kleiner Flamme dämpfen, bis der Spinat Wasser gezogen hat, abtropfen (Wasser wieder verwenden). Dann durch die Hackmaschine geben oder feinwiegen. Zwiebel in Reformhaus-Pflanzenfett dünsten, Spinat und Butter beifügen, mit Pfefferminzblättern und Muskat würzen, rohen Spinat mixen oder feinwiegen und zum fertigen Spinat geben.

Lattich
1 gr. Lattich, ½ l Salzwasser, 1 Teel. Reformhaus-Pflanzenfett, ¼ Zwiebel (gehackt), ½ dl Gemüsebrühe.
Lattich halbieren, in Salzwasser halbweich kochen, abtropfen, zusammenlegen. Zwiebel in Reformhaus-Pflanzenfett dünsten und Lattich beifügen. Gemüsebrühe dazugeben und etwa 20 Minuten schmoren.

Endiviengemüse
1 Endivienkopf, ½ l Salzwasser, 1 Teel. Reformhaus-Pflanzenfett, ¼ Zwiebel (gehackt), ½ dl Gemüsebrühe.
Dieselbe Zubereitung wie bei Lattich.

Chicorée
250 g Chicorée (gerüstet), 1 Teel. Reformhaus-Pflanzenfett, 2 Essl. Milch, ½ dl Gemüsebrühe, Salz, evtl. einige Tropfen Zitrone.
Chicorée-Strunkteile im Kreuz einschneiden. Reformhaus-Pflanzenfett erhitzen und die Chicorée in die Pfanne einschichten. Milch, Gemüsebrühe und Salz dazugeben und zugedeckt auf kleiner Flamme ½ Std. dämpfen, evtl. mit Zitrone abschmecken.

Krautstiele
250 g Krautstiele (gerüstet), 1 Teel. Reformhaus-Pflanzenfett, 1 schwacher dl Gemüsebrühe, Salz, einige Tropfen Zitrone.
Krautstiele in 3 cm lange Stücke schneiden und in Reformhaus-Pflanzenfett dämpfen. Gemüsebrühe, Zitrone und Salz beifügen und zugedeckt auf kleiner Flamme ½–¾ Std. weichkochen.

Stangensellerie
250 g gerüsteter Stangensellerie, 1 Teel. Reformhaus-Pflanzenfett, 1 dl Gemüsebrühe, einige Tropfen Zitronensaft oder 2 Essl. Milch, Salz. Stangensellerie in etwa 8 cm lange Stücke schneiden und mit Reformhaus-Pflanzenfett kurz dämpfen. Gemüsebrühe, Zitronensaft oder Milch, Salz beifügen und zugedeckt auf kleiner Flamme ½–1 Std. weichkochen.

Fenchel
1 grösserer oder 2 kleinere Fenchel, 1 Teel. Reformhaus-Pflanzenfett, ¼ Zwiebel (gehackt), 2 Essl. Milch, ½ dl Gemüsebrühe, Salz.
Fenchel halbieren und waschen (zähe Teile wegschneiden), mit Zwiebel in Reformhaus-Pflanzenfett dämpfen, Milch, Gemüsebrühe und Salz beifügen und zugedeckt ¾ Std. weichkochen.

Kardon
1 kleiner Kardon, ½ l Wasser, ½ dl Milch, Liebstöckel, Nelke und Salz, etwas frische Butter, Kardon rüsten und in fingerlange Stücke schneiden. Wasser, Milch, Salz zum Kochen bringen und den Kardon darin weichkochen (etwa 1 Std.), Butter darüber anrichten.

Karotten (Rübchen, Mohrrüben) gedämpft
½ Teel. Reformhaus-Pflanzenfett, ¼ Zwiebel (gehackt), 200 g Rübchen (in Scheiben oder Stengelchen geschnitten), 1 dl Gemüsebrühe, Rosmarin, Salz.
Zwiebel in Reformhaus-Pflanzenfett

dünsten. Rübchen, Gemüsebrühe, Salz, Rosmarin beifügen und ½ Std. kochen.

Erbsen und Karotten (nur süsse Erbsen)
100 g Erbsen (enthülst), 100 g Rübchen (gerüstet). Für Erbsen und Rübchen je ½ Teel. Reformhaus-Pflanzenfett, ½ dl Gemüsebrühe, wenig Zwiebel; Salz, für Erbsen 1 kleine Prise Zucker.
Erbsen zubereiten gemäss Rez. Erbsen, S. 128. Rübchen in feine Stengelchen schneiden und zubereiten gemäss Rez. Karotten, S 127. Zuletzt in der Pfanne mischen oder abwechslungsweise auf der Platte anrichten.

Erbsen
1 Teel. Reformhaus-Pflanzenfett, ¼ Zwiebel, 300 g nur ganz junge, süsse Erbsen (enthülst), 1 dl Gemüsebrühe, Salz, 1 kleine Prise Zucker.
Zwiebel in Reformhaus-Pflanzenfett dünsten. Erbsen, Gemüsebrühe, Salz, Zucker dazugeben und auf ganz kleinem Feuer dämpfen, bis Erbsen weich sind, je nach Qualität 20–30 Minuten.

Erbsen auf französische Art
1 Teel. Reformhaus-Pflanzenfett, ¼ Zwiebel, ¼ Salatkopf oder ¼ Lattich (in feine Streifen geschnitten), 150 g nur ganz junge, süsse Erbsen (enthülst), ½ dl Gemüsebrühe, Salz.
Zwiebel in Reformhaus-Pflanzenfett dünsten, Salatkopf oder Lattich mitdämpfen, Erbsen, Gemüsebrühe und Salz dazugeben und auf ganz kleinem Feuer dämpfen, bis sie weich sind.

Bohnen (grüne Bohnen)
½ Essl. Reformhaus-Pflanzenfett, ½ Zwiebel, gehackt, wenig Knoblauch, ¼ kg Bohnen, 1 Prise Salz, Bohnenkraut, Petersilie, 1–2 Tomaten, in kleine Würfel geschnitten, würzen mit etwas Kümmel, Majoran, Liebstöckel.
Zwiebel und Knoblauch in Reformhaus-Pflanzenfett dünsten, Bohnen, Bohnenkraut, Petersilie dazugeben, mitdämpfen. Anstelle der Gemüsebrühe können die Tomaten mitgedämpft werden (etwa 1 Std.).

Kefen (Zuckererbsen), gedämpft
1 Teel. Reformhaus-Pflanzenfett, ¼ Zwiebel (gehackt), 250 g Kefen (gerüstet), Salz, kleine Prise Zucker, ½ dl Gemüsebrühe, etwas Petersilie oder Liebstöckel, evtl. etwas Maizena anrühren zum Binden.
Zwiebel in Reformhaus-Pflanzenfett dünsten, Kefen, Salz, Zucker, Gemüsebrühe miteinander zugedeckt ½–1 Std. dämpfen, Petersilie oder Liebstöckel mitdämpfen oder zuletzt darüberstreuen.

Sellerie, gedämpft
1 Tl. Reformhaus-Pflanzenfett, ¼ Zwiebel, 250 g Sellerie (gerüstet), einige Tropfen Zitronensaft oder 2 Essl. Milch, 1 dl Gemüsebrühe, Salz.
Zwiebel in Reformhaus-Pflanzenfett dünsten, Sellerie in kleine viereckige Scheiben schneiden und dämpfen, Zitronensaft oder Milch, Gemüsebrühe und Salz beifügen und ½–¾ Std. weichkochen.

Schwarzwurzeln, gedämpft
250 g Schwarzwurzeln (gerüstet), 1 Teel. Reformhaus-Pflanzenfett, ½ dl Milch, 1 dl Gemüsebrühe, Salz, Liebstöckel oder Basilikum.
Schwarzwurzeln in fingerlange Stücke schneiden und in Reformhaus-Pflanzenfett dämpfen, Milch und Gemüsebrühe darüber giessen, mit Salz, Liebstöckel oder Basilikum abschmecken und zugedeckt auf kleiner Flamme ¾ Std. kochen.

Randengemüse (Rote Bete)
200 g Randen, Salzwasser, 1 Teel. Reformhaus-Pflanzenfett, ¼ Zwiebel (gehackt), ½ dl Gemüsebrühe, einige Tropfen Zitronensaft, 1 Stückchen Lorbeerblatt, 1 Prise Kümmel, Salz (wenn nötig).
Wurzelspitzen und Blätter bis etwa 2 cm abschneiden, gut waschen, ohne die Haut zu verletzen. Randen in Salzwasser

2–3 Std. weichkochen, im Dampfkochtopf etwa 25 Min. Mit kaltem Wasser übergiessen, schälen und in feine Scheiben schneiden. Zwiebel in Reformhaus-Pflanzenfett dünsten und das Gemüse beifügen. Gemüsebrühe, Zucker, Lorbeerblatt, Kümmel dazugeben, alles gut vermengen und ¼ Std. leicht kochen. Mit Zitronensaft verfeinern.

Topinambur
250 g Topinambur, 1 Tl. Reformhaus-Pflanzenfett, ¼ Zwiebel, Basilikum, Salz, Wasser. Topinambur abbürsten und waschen. Pfanne mit gelochtem Einsatz oder Drahtsieb mit Wasser bis zum Einsatz füllen, Topinambur hineingeben, salzen, zudecken und 30–40 Min. kochen oder im Dampfkochtopf nach Vorschrift. Topinambur schälen und in Scheiben schneiden. Zwiebel in Reformhaus-Pflanzenfett dünsten und Topinambur mitdämpfen, mit Basilikum würzen.

Tomatengemüse
1 Tl. Reformhaus-Pflanzenfett, ¼ Zwiebel (gehackt), 200 g Tomaten, ½ Zehe Knoblauch, evtl. 1 Teel. Maizena, reichlich gehackte Petersilie, Thymian, Rosmarin. Zwiebel in Reformhaus-Pflanzenfett in der Bratpfanne schmelzen lassen. Tomaten mit kochendem Wasser überbrühen und schälen (sehr reife Tomaten können auch ohne Überbrühen geschält werden), in Stücke schneiden, zu den Zwiebeln geben und mitdämpfen, Kräuter beifügen, bis sie etwas eingekocht sind. Knoblauchzehe beifügen und fertigkochen. Petersilie oder Kräuter über die angerichteten Tomaten geben.

Tomaten, gedämpft
200 g Tomaten, Salz, 10 g Butter.
Tomaten halbieren und auf eingefettetes Blech oder in feuerfeste Form geben. Salz darüberstreuen. Butter in Stücklein auf jede Hälfte geben und im Ofen kurz dämpfen.

Tomaten, gefüllt
3 Tomaten, Salz, Reis, 20 g Butter, Kräuter (Basilikum, Thymian, Rosmarin). Deckel abschneiden, Tomaten aushöhlen und in eine ausgebutterte Form geben. Tomatenmark hacken und mit 1 Teel. ungekochtem Reis pro Tomate vermischen, salzen, je nach Belieben mit Kräutern würzen, in Tomaten einfüllen, Butterflöckchen darauf geben und mit dem abgeschnittenen Deckel zudecken. Im Ofen ca. 30 Min. langsam weichkochen.

Tomaten à la Provence
2 Tomaten, Salz, 1 kleine Zwiebel (gehackt), 1 Essl. Petersilie od. Magerkäse. Tomaten halbieren und mit Salz bestreuen, auf ein eingefettetes Blech geben. Zwiebel mit Petersilie vermischen und mit einem Löffel auf die Tomaten verteilen oder dünne Käsescheiben darauflegen. Im Ofen backen.

Tomaten mit Rührei
1–2 Tomaten, I grosses Ei, 1 Essl. Rahm, Salz.
Zubereiten wie Tomaten (gedämpft), Ei und Rahm mit Schneebesen schlagen, würzen mit Schnittlauch, wenig Salbei (gehackt) und 1 Prise Salz.

Zucchetti, 1. Art
250 g Zucchetti, kleine Stückchen frische Butter, Salz, Rosmarin, Dill, Petersilie. Die Zucchetti, oder Zucchini genannt, sollen möglichst jung und zart, klein und schmal gewählt werden. Gut waschen und nur die beiden Enden abschneiden, dann halbieren und in eine flache Pfanne geben. Butter, Salz, Rosmarin, Dill und Petersilie darüber geben und im Ofen oder zugedeckt auf kleinem Feuer schmoren (wenn nötig, ein wenig Gemüsebrühe beifügen). Mit Tomatensauce servieren (Rez. Tomatensauce 1. Art, S 136).

saft, ½ Apfel, in feine Scheiben geschnitten, ½ Essl. Reis, 1 dl Gemüsebrühe, ½ dl Traubensaft oder Süssmost, 1 Prise Salz, 1 Apfel, geschält, in Schnitze geschnitten, etwas Butter.
Zwiebel in Öl dünsten, Rotkraut und Apfel dazugeben und mitdünsten. Mit Gemüsebrühe ablöschen und auf kleiner Flamme zugedeckt 1–1½ Std. weichdämpfen.
Abschmecken mit den angegebenen Gewürzen.
Apfelschnitze mit Butter bestreichen und auf einem Blech im Ofen schmoren. Butter zur Garnitur des angerichteten Rotkrauts verwenden.

SALATE VON GEKOCHTEN GEMUSEN

Rübchen, Sellerie, Randen, Blumenkohl, Stachys eignen sich besonders für Salate. Die Gemüse werden in Gemüsebrühe oder Salzwasser weichgekocht und nachher kleingeschnitten (Würfelchen, Scheibchen, Röschen). Mit Salatsauce (Rez. Ölsauce oder Joghurtsauce, S 120) angemacht. Als Gewürze verwende man Zwiebeln und gehackte Kräuter.

Gemischter Salat (von gekochten Gemüsen)
Z.B. Rübchen, Sellerie, Blumenkohl, Stachys, Zucchettis, Randen, Kartoffeln.
Für diesen Salat verwendet man 3–4 verschiedene, gekochte, in Würfel oder Scheiben geschnittene Gemüse und mischt diese mit Salatsauce (Rez. Ölsauce oder Joghurtsauce, S 120).

Salade niçoise
½ gekochte Kartoffel, ½ Tomate, Radieschen, ½ Ei, hart gekocht, einige Gurkenscheiben, ½ Essl. Öl, ½ Essl. Zitronensaft, 1 Prise Salz, einige Kopfsalatblätter, Peterli, Schnittlauch oder Dill, Zitronenmelisse, Borretsch.
Kartoffel in Scheiben schneiden, ebenso Tomate, Radieschen und Ei. Salatsauce von Öl, Zitronensaft und Salz zubereiten und mit den Gemüsen und dem Ei vermischen. Kopfsalatblätter kurz vor dem Servieren mit dem Salat vermischen. Mit den angeführten Gewürzen abschmecken.

Reissalat
50 g Reis, 2½ dl Wasser, Salz, 1 Essl. Öl, 1 Teel. Zitronensaft, 1 Teel. Zwiebeln (gehackt), 1 kleine Tomate (fein gewürfelt), 1 kleine Cornichon (fein gewürfelt), wenig Kapern, Schnittlauch, Petersilie, Basilikum.
Den Reis kochen, auf ein Sieb geben, kurz abspülen und erkalten lassen. Öl, Zitronensaft und Zwiebeln zu einer Sauce zerquirlen und mit dem Reis vermischen. Alle übrigen Zutaten leicht daruntermischen.
Den fertigen Salat auf Salatblätter anrichten, für Festtage in Muscheln servieren.

Gemüsesulz
½ l Gemüsebrühe (lauwarm), 4 g Agar-Agar* (pulverisiert), einige Tropfen Zitronensaft, etwas Reform-Hefeextrakt, Salz, Tomatenwürfelchen, Cornichons (Salzgurken), Blumenkohlröschen (gekocht), Erbschen (gekocht), Bohnen (gekocht).
Agar-Agar in Gemüsebrühe auflösen und langsam erhitzen, bis das Agar-Agar gut aufgelöst ist, mit Zitronensaft, Salz und Reform-Hefeextrakt würzen. In ausgespülte Förmchen wenig Sulz einfüllen, fest werden lassen, mit Gemüsescheibchen garnieren, wieder etwas Gemüsebrühe darübergeben, fest werden lassen usw., bis das Förmchen gefüllt ist. Die erkalteten Sulzchen stürzen und damit Salatplatte garnieren.

---

* Agar-Agar wird aus Meeralgen gewonnen, die als Pulver zu kaufen ist und statt Gelatine für Gemüse und Fruchtköpfchen, Saucen und Puddinge usw. verwendet wird.

BELEGTE BROTE
(dünne Vollkornbrotschnitten)

Allgemein beliebt sind die belegten Brote, entweder als Vorspeise oder für sommerliches Abendessen, auch als Proviant für Wanderungen und Reisen. Die verschiedenen Aufstriche und Zutaten lassen sich auf immer neue Weise verwenden. Je hübscher und frischer die Schnitten aussehen, desto appetitlicher sind sie. Damit sich das Diätbrot in dünne Scheiben schneiden lässt, sollte es wenigstens einen Tag alt sein.
Verschiedene Vollkornbrotsorten, die gut mit Quark und Kräutern bestrichen schmecken: Pumpernickel: – Knäckebrot – Davida – Vollkorn-Zwieback u.a.m.

Grundaufstriche
Quark oder Reformhaus-Pflanzenfett, Salz, Reform-Hefeextrakt, Schnittlauch, Kräuter oder Kümmel oder Tomatenpüree, Eier, Magerkäse. Unter Quark oder Reformhaus-Pflanzenfett alle übrigen Zutaten mischen.

Garnituren
Die bestrichenen Brötchen können auf folgende Art garniert werden: Mit Rübchen- oder Sellerierohkost. Mit Tomaten, Radieschen, Kresse, Zwiebelringlein, Cornichons (Gewürzgurken), Kapern, Oliven usw.

KARTOFFELGERICHTE

Kartoffeln in der Schale
Gelbe und rote Kartoffeln eignen sich besonders dazu.
250 g Kartoffeln, Salz, Wasser.
Kartoffeln abbürsten und waschen. In Pfanne mit gelochtem Einsatz oder Drahtsieb Salzwasser bis zum Einsatz füllen, Kartoffeln hineingeben, zudecken und 30–40 Min. kochen oder im Dampfkochtopf nach Vorschrift.

Backkartoffeln
250 g Kartoffeln (mittelgrosse), Salz, 1–1½ Teel. Öl.
Kartoffeln abbürsten, waschen. Die Haut auf der oberen Seite 3–4-mal einritzen, mit Öl bepinseln, leicht salzen und auf eingefettetem Blech bei mittlerer Hitze 30–40 Min. backen.

Quarkkartoffeln
250 g Kartoffeln, Salz, 1–1½ Teel. Öl.
Füllung: 50 g Quark (mager oder voll), 1 Essl. Milch, 1 Prise Salz, Schnittlauch oder Kümmel oder Majoran.
Kartoffeln abbürsten, waschen. In die obere Seite der Kartoffel eine Rille einschneiden und mit Öl bepinseln, leicht salzen und auf eingefettetem Blech bei mittlerer Hitze 30–40 Min. backen. Zutaten für Füllung schaumig rühren und mit den anderen Zutaten vermengen.
Mit dem Dressiersack über die Rille der gebackenen Kartoffeln spritzen.

Kümmelkartoffeln
2–3 mittlere Kartoffeln (längere, schmale), etwas Kümmel, Salz, Öl.
Kartoffeln abbürsten, waschen, durch die schmale Mitte halbieren. Kümmel und Salz vermischen und die Schnittfläche der Kartoffeln darin betupfen, mit der Schnittfläche nach unten auf ein eingefettetes Blech legen, mit Öl bepinseln und ¾ Std. bei mittlerer Hitze backen.

Bouillonkartoffeln
250 g Kartoffeln, 2–3 dl leicht gesalzene Gemüsebrühe, ein Stückchen frische Butter.
Kartoffeln waschen, schälen, halbieren oder in Stücke schneiden und in Gemüsebrühe weichkochen. Butter in kleinen Stückchen darüber anrichten und schmelzen lassen.

Petersilienkartoffeln
250 g Kartoffeln (geschält), Salz, wenig Wasser, etwas frische Butter, 1 Teel. Petersilie (gehackt).

Kartoffeln der Länge nach in vier Stücke teilen. Salz darüberstreuen. Kartoffeln auf dem Sieb im Dampf mit wenig Wasser kochen. Butter zergehen lassen, Petersilie und Kartoffeln damit vermischen und anrichten.

Kartoffeln mit Tomaten
1 Teel. Reformhaus-Pflanzenfett, ¼ Zwiebel, 150–200 g Kartoffeln, 1½ dl Gemüsebrühe, Salz, 100–150 g Tomaten.
Die Zwiebeln in Reformhaus-Pflanzenfett hellbraun rösten, die geschälten, in Scheiben geschnittenen Kartoffeln beifügen und mit der Gemüsebrühe halbweich kochen. Tomaten schälen, in kleine Würfel schneiden, beifügen und fertigkochen.

Kartoffelschnee
250 g Kartoffeln, Salz, Wasser, wenig Butter.
Kartoffeln schälen und in Stücke schneiden, in Dampf, d.h. mit wenig Wasser, weichkochen. Durch die Kartoffelpresse direkt auf die warme Platte spritzen. Einige frische Butterstückchen darübergeben.

Kartoffelpüree
250 g Kartoffeln, wenig Wasser, Salz, 1–1½ dl Joghurt.
Kartoffeln schälen, in Stücke schneiden, im Dampf, d.h. mit wenig Wasser, weichkochen, durch die Kartoffelpresse passieren. Joghurt beifügen, schaumig rühren und mit Muskat würzen. Auf heisser Platte anrichten. Ein Messer in heisses Wasser tauchen und das Püree hübsch garnieren.

Kartoffelschnitten mit Spinat
1 grosse Kartoffel, geschält, 1 dl Gemüsebrühe, 100 g Spinat, 1 Essl. Magerkäse, gerieben, etwas Butter, 1 Prise Salz. Zum Würzen gedünstete Zwiebel, etwas Knoblauch, Peterli, Schnittlauch, evtl. Pfefferminze oder etwas Salbei, Muskat. Kartoffel der Länge nach in 1 cm dicke Scheiben schneiden. Die Kartoffel sorgfältig weichkochen und auf bebuttertes Blech legen. Spinat zubereiten wie Blattspinat und auf die Kartoffel geben. Käse darüberstreuen. Butter in kleinen Stücken darauf geben und kurz im Ofen überbacken.

GETREIDESPEISEN

In allen Rezepten kann, wenn nötig, die Reformhaus-Pflanzenfett-Zwiebel-Dünste sowohl als der Butterzusatz weggelassen werden.

Japanischer Reis*
1 Teel. Reformhaus-Pflanzenfett, 60–80 g Reis, 1½–2 dl Wasser, Salz, 10 g Butter.
Reis in Reformhaus-Pflanzenfett dünsten, Wasser dazugeben und 15 Min. kochen. Der Reis soll körnig sein, erkalten lassen. Butter erwärmen, den Reis dazugeben und heiss werden lassen.

Riz Créol
1 Teel. Reformhaus-Pflanzenfett, ¼ Zwiebel (gehackt), 60–80 g Reis, 1½–2 dl Wasser oder Gemüsebrühe, Salz.
Zwiebel und Reis in Reformhaus-Pflanzenfett dünsten, bis der Reis glasig ist. Wasser oder Gemüsebrühe heiss dazugeben und 15–20 Min. kochen.

Riz Créol mit Gemüsen
1 Teel. Reformhaus-Pflanzenfett, ½ Tasse Gemüse (sehr fein gewürfelt, und zwar Sellerie und Rübchen). 60–70 g Reis, 1½–2 dl Gemüsebrühe, Salz.
Reis, Gemüse in Reformhaus-Pflanzenfett dämpfen, Gemüsebrühe heiss dazugeben und 15 bis 20 Min. kochen.

Tomatenreis
1 Teel. Reformhaus-Pflanzenfett, ¼ Zwiebel (gehackt), ½ Knoblauchzehe, 60–80 g Reis, 2 kleine Tomaten, Salz, Rosmarin oder Majoran, 1½–2 dl Gemüsebrühe.
Zwiebel und Knoblauchzehe in Reform-

* Für alle Reisgerichte, ausser für Süssspeisen, verwenden wir Vollreis mit dem Silberhäutchen, z.B. in der Schweiz Ostigliato.

haus-Pflanzenfett dünsten. Reis mitdünsten, bis er glasig wird. Tomaten schälen, in Würfel schneiden und mit Salz dazugeben. Gemüsebrühe beifügen und 15–20 Min. kochen.

Risotto mit Peperoni
½ Essl. Öl, 1 Essl. Zwiebel, gehackt, ½ Peperoni, in Streifen geschnitten, 60 g Reis, 1 dl Gemüsebrühe, zum Würzen Rosmarin, Majoran, Gewürznelke, Lorbeerblatt, evtl. Basilikum, Muskat.
Zwiebel und Peperoni in Öl dünsten, Reis mitdünsten, Gemüsebrühe beifügen und 15 Min. im Ofen schmoren oder auf dem Feuer weichkochen. Falls die Peperoni etwas scharf sind, kann man die dicken Stellen einschneiden und sie vor dem Kochen 1 Std. in kaltes Wasser legen.

Reis mit Zucchetti
1 Teel. Reformhaus-Pflanzenfett, ¼ Zwiebel (gehackt), 100 g zarte Zucchetti, ½ dl Gemüsebrühe oder Wasser, 60–80 g Reis.
Zwiebel in Reformhaus-Pflanzenfett dünsten. Zucchetti in Würfel schneiden und 10 Min. mitdämpfen. Gemüsebrühe oder Wasser und Reis beifügen und allmählich noch etwas Flüssigkeit dazugeben, bis ein Risotto entsteht.

Reis mit Erbsen
2 Teel. Reformhaus-Pflanzenfett, ½ Zwiebel (gehackt), 100–150 g Erbsen (enthülst), 1 dl Gemüsebrühe, 600 g Reis, 2 dl Wasser, Salz.
Erbsen: 1 Teel. Reformhaus-Pflanzenfett und ¼ Zwiebel dünsten, Erbsen beifügen und leicht mitdämpfen, dann in Gemüsebrühe weichkochen.
Riz Créol oder japanischen Reis (S. 134) zubereiten und zuletzt die gekochten Erbsen dazugeben.

Reis mit Spinat
1 Teel. Reformhaus-Pflanzenfett, ¼ Zwiebel (gehackt), 100 g Spinat (grob geschnitten), 60 bis 80 g Reis, 2 dl Wasser oder Gemüsebrühe (heiss).
Zwiebel in Reformhaus-Pflanzenfett dünsten, Spinat und Reis mitdämpfen. Wasser oder Gemüsebrühe beifügen und 15–20 Min. kochen.

Reisring oder Reiskopf
Japanischer Reis, Riz Créol können in einer mit kaltem Wasser ausgespülten Ringform, Puddingform oder in Tassen eingefüllt und auf eine Platte gestürzt werden.
Reisring: mit Tomatengemüse oder Erbsen und Rübchen gefüllt.
Reiskopf: garniert mit gedämpften Tomatenscheiben.
Reisköpfchen: mit geschmorten, halben Tomaten garniert.

Polenta
1 Teel. Reformhaus-Pflanzenfett, 40–50 g Mais, 4 dl Wasser, Salz, Muskat.
Pfanne mit Reformhaus-Pflanzenfett einfetten. Mais in die kochende Flüssigkeit einrühren. 5 Min. auf gutem Feuer unter stetigem Rühren kochen, dann 1 Std. auf kleinem Feuer oder in der Kochkiste fertigkochen.

Hirsotto
1 Teel. Reformhaus-Pflanzenfett, ¼ Zwiebel (gehackt), 50 g Hirse, 1½–2 dl Gemüsebrühe (heiss), Salz.
Zwiebel und Hirse in Reformhaus-Pflanzenfett glasig dünsten. Gemüsebrühe und Salz beifügen und 20 Min. kochen.

Hirsotto und Gemüse
1 Teel. Reformhaus-Pflanzenfett, ¼ Zwiebel (gehackt), ½ Tasse Gemüsewürfelchen (Sellerie, Rübli) oder Rübchen und Erbsen, 40 g Hirse, Rosmarin, 1½–2 dl Gemüsebrühe, Salz, 10 g frische Butter.
Zwiebel, Gemüsewürfelchen, Hirse und Rosmarin in Reformhaus-Pflanzenfett dünsten, 1½–2 dl Gemüsebrühe beifügen und 20 Min. kochen. Butter beim Anrichten als Flöckchen darübergeben.

Buchweizengrütze
½ Tasse Buchweizen, 1 Tasse Wasser, Salz, 10 g frische Butter.
Buchweizen 24 Std. einweichen. Im Dampf (gut verschlossene Pfanne) 1 Std. kochen oder in Auflaufform, mit Wasser überschüttet, im Backofen 1 Std., bis Oberfläche trocken. Kalte Milch oder Joghurt oder Buttermilch dazu servieren. Nach Belieben etwas Honig und Butter dazu servieren.

Vollkornbrei
30–40 g Weizenkörner, 1 Essl. Hirsegriess (zum Verdicken), 3 dl Gemüsebrühe oder halb Milch, halb Wasser, Salz, ¼ Zwiebel (in Streifen geschnitten), 1 Teel. Reformhaus-Pflanzenfett.
Weizenkörner waschen und trocknen lassen, in grob gestellter Kaffeemühle mahlen oder mixen. Die Flüssigkeit zum Kochen bringen, Getreide einrühren und während 30–40 Min. weichkochen. Zwiebel in Reformhaus-Pflanzenfett dünsten und auf den angerichteten Brei geben.

Schrotbrei gekocht
2 Essl. Schrot, 5 Essl. Wasser, Salz.
Schrot in Wasser 24 Std. einweichen, mit Wasser und etwas Salz aufsetzen, 10 Min, kochen oder ½ Std. im Wasserbad kochen.

SAUCEN

Tomatensauce, 1. Art
1 Teel. Reformhaus-Pflanzenfett, ¼ Zwiebel (gehackt), wenig Knoblauch, 2–3 Tomaten (geschält), Salz, Basilikum oder Rosmarin oder Thymian.
Zwiebel in Reformhaus-Pflanzenfett dünsten, Tomaten in Würfel schneiden und mit den übrigen Zutaten dämpfen.

Tomatensauce, 2. Art
2–3 Tomaten, Salz, Rosmarin oder Basilikum oder Thymian, 1 Essl. Milch oder etwas frische Butter.
Tomaten in Stücke schneiden, weich dämpfen und passieren, Milch oder Butter zum Verfeinern.

Vinaigrette
1 Essl. Olivenöl, 1 Teel. Zitronensaft, 1 Teel. Wasser oder Gemüsebrühe, 1 Teel. Zwiebel (gehackt), 1–2 Cornichons (fein gewiegt), Petersilie oder Schnittlauch, 1 Teel. Tomatenwürfeli, Salz.
Alle Zutaten gut vermengen.

SÜSS-SPEISEN

Kaltschale
Zuckersirup, 20–30 g Roh- oder Griesszucker, 1 dl Wasser oder ½ dl Wasser und ½ dl Traubensaft oder Honig in Wasser oder Birnenkonzentrat, 200 g Aprikosen oder Pfirsiche oder Zwetschgen oder Pflaumen oder Reineclauden. Zuckersirup oder Roh- oder Griesszucker, Wasser oder Traubensaft zusammen aufkochen. Obst entsteinen, halbieren und kurz im Sirup kochen, erkalten lassen und hübsch anrichten. (Gut reife Pfirsiche, Zwetschgen oder Pflaumen verwenden.)
NB. Bei Verwendung von Erd-, Hirn- und Heidelbeeren oder Johannisbeeren (schwarze ⅓, rote ⅔) diese mit dem kochenden Zuckersirup übergiessen.

Erdbeeren mit Zitronensaft
200 g Erdbeeren (gerüstet), ½ Zitrone, 1–2 Essl. Zucker.
Grosse Erdbeeren halbieren, wenn nötig bezuckern mit etwas Rohzucker und den Zitronensaft darüber geben.

Früchtesalat
20–40 g Roh- oder Griesszucker, ½ dl Wasser, ½–1 dl Traubensaft oder Süssmost, 1 Teel. Zitronensaft, 200 g Aprikosen oder Pfirsiche (gut reif), Melonen, Apfel, Birnen (weiche Sorte), rote Kirschen (entsteint), alle Beerensorten. Zucker, Wasser, Saft oder Most aufkochen und erkalten lassen, Zitronensaft beifügen.

Auswahl und Zusammenstellung der Früchte je nach Jahreszeit. Früchte in feine Scheibchen schneiden und in den fertigen Sirup geben.

Gefüllte Melone
1 kleine Melone, Fruchtsalat (S. 136).
Melone halbieren, aushöhlen und mit dem Früchtesalat füllen.

Früchtegelee
1 dl Wasser oder Traubenwein, 20–30 g Zucker, 5 g Agar-Agar (pulverisiert)*, 1 ½ dl Fruchtsaft (Orangen, Beeren).
Agar-Agar in Wasser oder Traubenwein gut zerquirlen und unter Zugabe von Zucker auf kleiner Flamme unter stetigem Rühren erhitzen, bis sich das Agar-Agar ganz aufgelöst hat. Fruchtsaft darunter geben und sofort in Gläser oder Coupes anrichten.

Apfelmus
200 g Äpfel, ½ dl Wasser oder Süssmost, evtl. etwas Zitronenschale, 20–40 g Roh- oder Griesszucker, Zimt.
Von den Äpfeln Stiele und Fliegen entfernen, Apfel in Stücke schneiden, weichkochen und passieren, Zucker und Zimt damit vermischen. Zum Verfeinern 1 Teel. Zucker über das angerichtete Mus streuen und mit einem glühenden Schäufelchen den Zucker brennen.

Apfelkompott
200 g Äpfel, 1–1 ½ dl Wasser oder Süssmost, 20–40 g Zucker, etwas Zitronenschale (gerieben) oder etwas Zimt.
Äpfel schälen, Kerngehäuse entfernen, Äpfel in Schnitze schneiden. Die Flüssigkeit zum Kochen bringen, Zucker beifügen und die Apfel darin weichkochen.

Halbäpfel
2 Apfel, 1–1 ½ dl Wasser oder Süssmost, 20 g Zucker, 1 Stückchen Zimtstengel, Quitten-, Himbeer- oder Johannisbeergelee.
Apfel schälen, halbieren, aushöhlen, den Saft zum Kochen bringen, die Apfel hineingeben und langsam weichkochen. Mit dem Schaumlöffel herausnehmen und mit der Schnittfläche nach oben auf einer flachen Platte anrichten. Gelee zum Füllen der Halbäpfel.

Heidelbeerbrei
250 g Heidelbeeren, 50 g Roh- oder Griesszucker, ½ dl Wasser, 1 gestr. Teel. Mehl, 1 Essl. Wasser.
Heidelbeeren waschen und verlesen, in Zuckerwasser 5–10 Min. kochen. Mehl in Wasser anrühren, beifügen, aufkochen und anrichten.

Rhabarberkompott
250 g Rhabarber, 40–50 g Roh- oder Griesszucker, ½ dl Wasser, evtl. etwas Maizena.
Rhabarber waschen und in Würfel schneiden. In Zuckerwasser kurz weichkochen. Den Rhabarber mit Schaumlöffel herausnehmen und anrichten. Den Saft etwas einkochen oder mit etwas Maizena verdicken und darüber geben.

Junket mit Früchten (Junket leichter verdaulich als Milch)
Rezept der Marke „Hansen".
2 dl Milch, 1–2 Teel. Zucker, Vanillezucker, Zitronenschale (abgerieben), ¼ Junkettablette, 1 Teel. Wasser, frische Beeren (gezuckert).
Die Milch mit dem Aroma auf 37° erwärmen. Die Tablette zerdrücken, mit Wasser auflösen und in die erwärmte Milch geben, rasch umrühren und sofort in Gläser einfüllen. Wenn der Junket fest ist, dann kaltstellen. Kurz vor dem Servieren die Beeren über den Junket anrichten.

---

* Agar-Agar wird aus Meeralgen gewonnen, die als Pulver zu kaufen ist und statt Gelatine für Gemüse und Fruchtköpfchen, Saucen und Puddinge usw. verwendet wird.

Apfel (gefüllt)
2 mittlere Äpfel, 2 Teel. Haselnüsse (gemahlen), 1 Teel. Korinthen, 1 Essl. gez. Kondensmilch, 1–2 Teel. Zucker (Fruchtkonzentrat), etwas Zitronenschale (abgerieben), 5 g Butter, 1 Teel. Zucker, ½ dl Most.
Aus den Äpfeln Kerngehäuse herausstechen und die Schale einritzen. Nüsse, Korinthen, Milch, Zucker, Zitronenschale vermengen, in die Äpfel einfüllen und in eine Form geben. Butter und Zucker auf Äpfel verteilen und Süssmost 1 cm hoch einfüllen. 20–30 Min. im Ofen backen.

Zitronencreme
2 dl Milch, ½ Zitrone, 1 Teel. Maizena, 1 Essl. Milch, 1–2 Essl. Zucker. Die Zitrone dünn abschälen und die Schale mit der Milch aufkochen. Maizena in Milch anrühren und mit Zucker in die kochende Milch geben und kurz zum Kochen bringen. Die erkaltete Creme absieben, etwas Zitronensaft dazugeben.

Orangensulzköpfchen
1 ½ dl Orangensaft, 2 g Agar-Agar (pulverisiert)*, 1 Teel. Zucker.
Agar-Agar gut zerquirlen und in 1 dl Orangensaft auf kleiner Flamme unter stetigem Rühren erhitzen (nicht kochen), bis sich das Agar-Agar ganz aufgelöst hat. Den Rest Orangensaft und Zucker dazugeben und in kalt ausgespültem Förmchen anrichten und kaltstellen.

Mandelmilchsauce
1 dl Milch, 10–15 g Mandeln (geschält, gerieben) oder Mandelpüree, 10 g Zucker, 1 Teel. Maizena, 1 Essl. Wasser.
Milch, Mandeln und Zucker zusammen kochen. Maizena in Wasser anrühren und die kochende Milch einrühren. Diese Sauce gut mixen.

Hagebuttensauce
20 g Hagebuttenpüree oder Eden-Hagebuttenmark, ½ dl Wasser oder Traubensaft, 20 g Zucker, evtl. einige Tropfen Zitronensaft.
Püree oder Mark, Wasser oder Traubensaft und Zucker zusammen aufkochen. Zitronensaft zuletzt beifügen.

Rotweinsauce
½ dl Wasser, Zitronen- oder Orangenschale, ¼ Zimtstengel, 1 Nelke, 10–20 g Zucker, ½ dl roter Traubensaft, 5 g Mandeln.
Wasser, Zitronen- oder Orangenschale, Zimtstengel, Nelke, Zucker zusammen einige Minuten kochen, dann absieben. Traubensaft dazugeben und erwärmen, nicht kochen. Mandeln schälen, in Stifte schneiden und beifügen.

Punsch (alkoholfreier)
1 dl Wasser, 1 dl Süssmost, 1 dl roten Traubensaft, ½ Zitronenschnitz, 1 Stückchen Zimtstengel, 1 Nelke, 1 Essl. Zucker, 1 Teel. Zitronensaft, 1 Essl. Agis-Punsch (eine Art Sirup).
Wasser, Gewürze 5 Min. kochen, absieben und Most und Traubensaft beifügen. Noch einmal erhitzen, Zitronensaft, Zucker und Punsch beifügen und möglichst heiss servieren.

Reiszitronenpudding
2 ½ dl Wasser, Saft einer halben, kleinen Zitrone, Zitronenschale (in Würfeldien), 1 Prise Salz, 40 g Zucker, 40–50 g Reis.
Wasser mit Zitrone, Salz und Zucker zum Kochen bringen. Reis dazugeben und 30 Min. kochen. Erkalten lassen und in eine kalt ausgespülte Puddingform einfüllen, kaltstellen.

Rote Grütze
2 dl Johannis-, Himbeer- oder Erdbeersaft, ½ dl roter Traubensaft oder Wasser, 25 g Griess, 1 Mokkalöffel Maizena.
Johannisbeer-, Himbeer- oder Erdbeersaft mit Traubensaft oder Wasser aufkochen, Griess und Maizena einrühren und

* Agar-Agar wird aus Meeralgen gewonnen, die als Pulver zu kauten ist und statt Gelatine für Gemüse und Fruchtköpfchen, Saucen und Puddinge usw. verwendet wird.

10 Min. kochen. In ausgespülte Puddingform einfüllen und kaltstellen.
Mit Mandelmilchsauce (Rez. S. 138) servieren oder mit flüssigem Rahm oder Buttermilch (gesüsst).

GESUNDHEITS-TEES

Bittertee
Wermut, Tausendgüldenkraut, Benediktenkraut zu gleichen Teilen.
Anbrühen und 5 Min. ziehen lassen.
Bei Appetitlosigkeit ½ Std. vor den Mahlzeiten 2–3 Essl. voll trinken (leicht galletreibend). Sensible Naturen: nur Tausendgüldenkraut.

Wermuttee
Anbrühen und 5 Min. ziehen lassen.
Starker Bittertee, stark galletreibend, magensaftfördernd. Schluckweise tagsüber nehmen.

Blähungstee
Kümmel, Fenchel, Anis zu gleichen Teilen.
Anbrühen und 20 Min. ziehen lassen.
Bei Blähungen: nach den Mahlzeiten 1 Tasse voll trinken.

Kamillentee
Nur anbrühen.
Bei Leibschmerzen zum Trinken (wirkt reinigend und beruhigend auf den Magen-Darm-Kanal).
Für Einläufe und Spülungen.

Pfefferminztee
Nur anbrühen.
Beruhigend, galletreibend.

Verveinetee (Eisenkraut)
Nur anbrühen.
Beruhigend, entschleimend, galletreibend.
In Frankreich sehr beliebter Genusstee.

Melissentee
wie Verveinetee.

Zitronenschalentee (beruhigend)
1 Zitrone reinigen, mit Kartoffelschäler Schale dünn abschneiden, ca. 5 Min. mit ½l Wasser leise kochen und 10 Min. stehen lassen und absieben.

Orangenblüten (schlaffördernd)
2–3 Blüten 2–3 Min. kochen, etwas ziehen lassen und absieben. Mit Rohrzucker oder Honig süssen. Vor dem Schlafen trinken.

Leinsamentee
1 Essl. Leinsamen auf ½lWasser.
7–10 Min. kochen und etwas ziehen lassen. Entschleimend, leicht abführend.

Frauenmanteltee
2 Essl. Blätter, ½l Wasser.
Anbrühen, 10 Min. ziehen lassen. Schutz bei Frauenleiden.

Silbermanteltee
wie Frauenmanteltee.

Solidagotee (Goldrute, Heidnisch Wundkraut)
2 Essl. Solid., ½l Wasser.
1 Min. kochen, 10 Min. ziehen lassen. Bei Wassersucht, Blasen- und Nierenentzündungen. Wassertreibend. 2–3 Tassen im Tag.

Bärentraubenblättertee
1½ Essl. Bärentraubenblätter, 5 dl Wasser.
5 Min. leise kochen, 10 Min. stehen lassen, absieben.

Hagebuttentee
2–3 Essl. Hagebuttenkörner und -schalen, 1½l Wasser. Körner und Schalen 12 Std. einweichen, dann ½–¾ Std. leise kochen, absieben.
Den Rest der gekochten Hagebutten kann man am folgenden Tag nochmals mit den frischen Hagebutten aufkochen.
Leicht galletreibend und wassertreibend.

GETRÄNKE

Mineralwasser
Karlsbader, Vichy, Eptinger, Henniez, Passugger, Walser, Elmer, Montecatini (als Tafelwasser).

Buttermilch
bei der Molkerei erhältlich (zwischen den Mahlzeiten).

Gymnastische Übungen zur Erhaltung der schlanken Linie

Training für die Wirbelsäule und Rumpfmuskulatur

Abbildungen 1–4
Ausgangshaltung: Vierfüsslerstand (1). Zurück zum Sitz auf den Fersen (2). Mit dem Brustkorb am Boden entlang vorwärts (3). Mit gespannten Becken- und Bauchmuskeln und gerundetem Rücken (4) zurück auf die Fersen.
Die Durchzugsbewegung muss harmonisch fliessend ausgeführt werden.

1

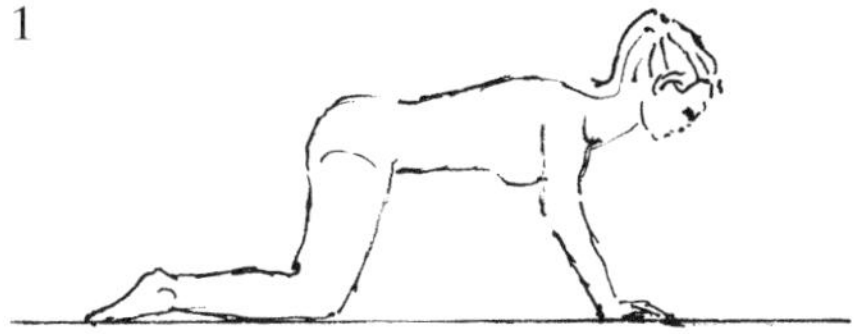

3

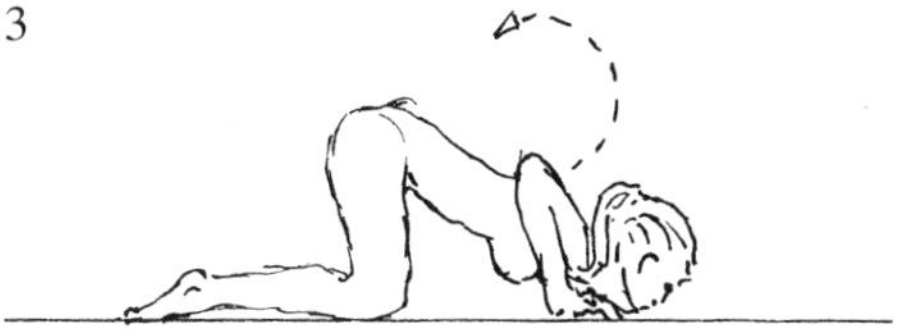

2

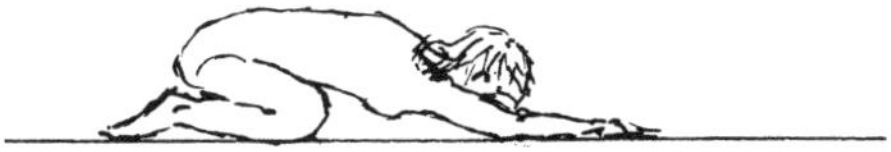

4

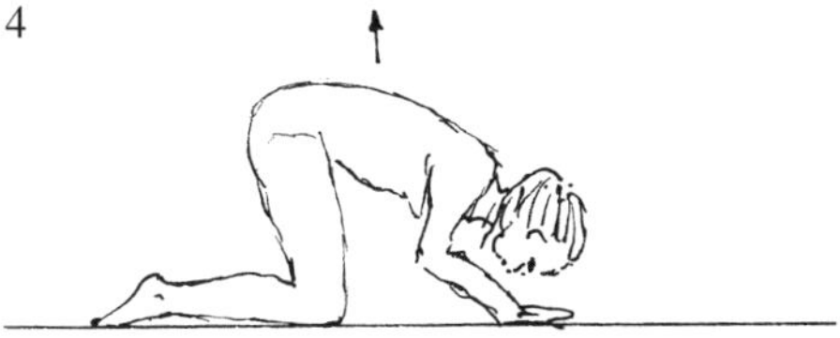

Training für Bauch- und Rückenmuskulatur

Abbildung 5
Ausgangshaltung: Die Füsse unter einem festen Halt, leicht gebeugte Knie, aufgerichteter Rumpf. Die Arme zuerst neben dem Körper – nach einigem Training Hände hinter dem Kopf verschränkt.
Den Rumpf zuerst nur bis zur Diagonalen senken unter Beibehaltung der aufrechten Haltung. Allmählich tiefer gehen bis zur Rückenlage. Aus der Rückenlage mit gestrecktem Rumpf wieder zum Sitz aufrichten.

5

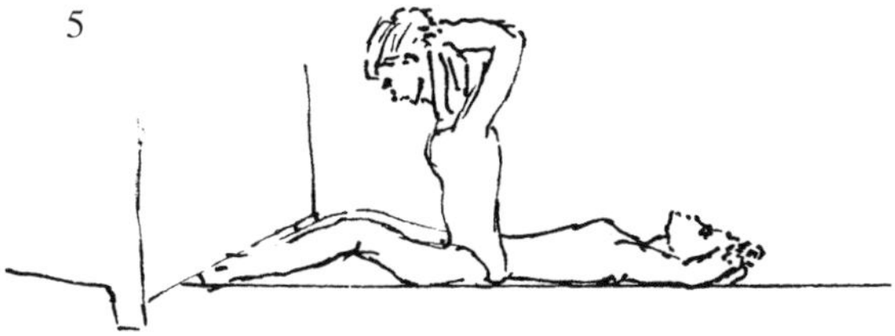

Abbildung 6
Ausgangshaltung: Bauchlage, Füsse unter einem festen Halt, Hände hinter dem Kopf verschränkt. Gesässmuskeln spannen und den Oberkörper federnd vom Boden heben.

6

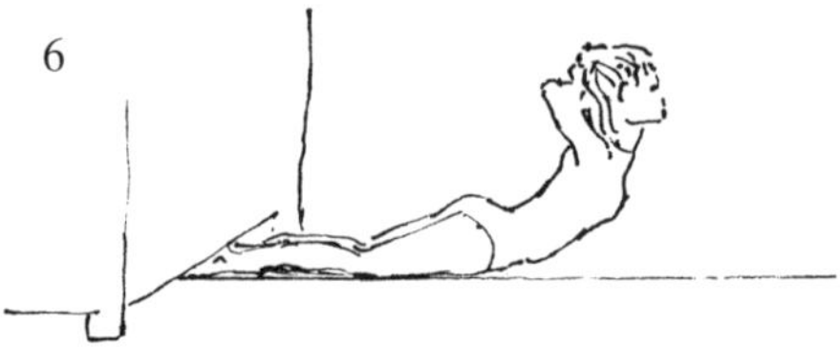

Abbildung 7
Dieselbe Übung wie 6, aber ohne Fixierung der Füsse.

7

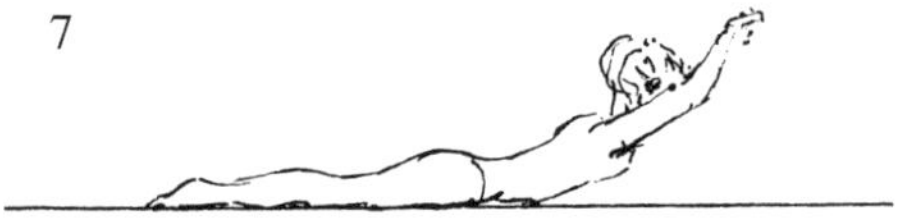

Abbildung 8
Ausgangshaltung: Langsitz am Boden, Hände stützen neben oder hinter den Hüften.
Beine gestreckt vom Boden heben und in kurzen Schlägen kreuzen, rechts über links, links über rechts im Wechsel.

8

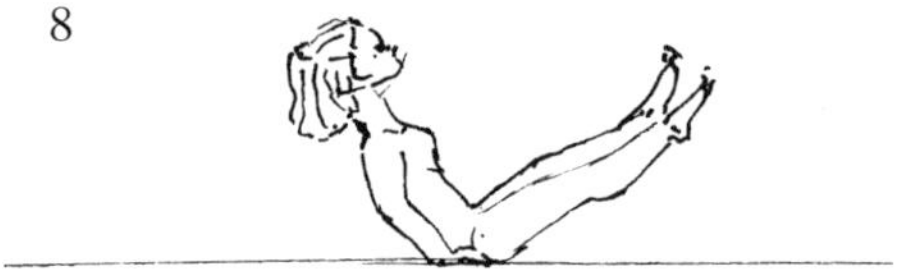

Abbildung 9
Ausgangshaltung: Rückenlage, beide Knie über dem Leib angezogen, Arme seitlich ausgebreitet. Die Knie nach rechts und links im Wechsel zum Boden senken, der Kopf rollt bei richtiger Ausführung der Übung ein wenig in die Gegenrichtung – also Knie nach rechts, Kopf rollt etwas nach links und gegengleich. Wenn die Beine wieder über dem Leib angezogen sind, muss das Kreuz in gutem Kontakt mit dem Boden sein.

9

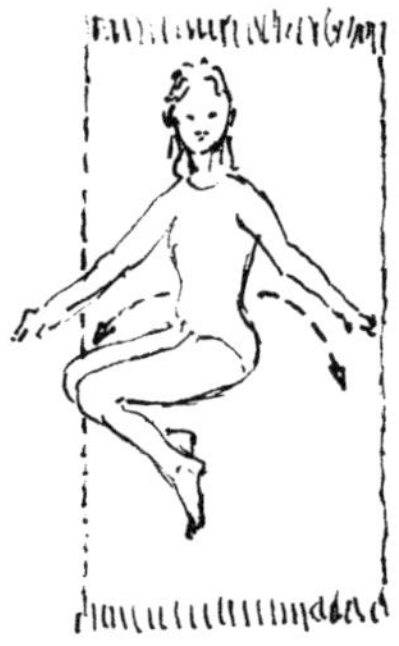

Abbildungen 10 + 11
Ausgangshaltung: Grundstellung
Mit Armschwung aufwärts sich auf die Zehenspitzen heben, zum Tiefschwung in die Hocke auf ganzer Sohle. Aufschwung und Tiefschwung in fliessendem Wechsel.

10

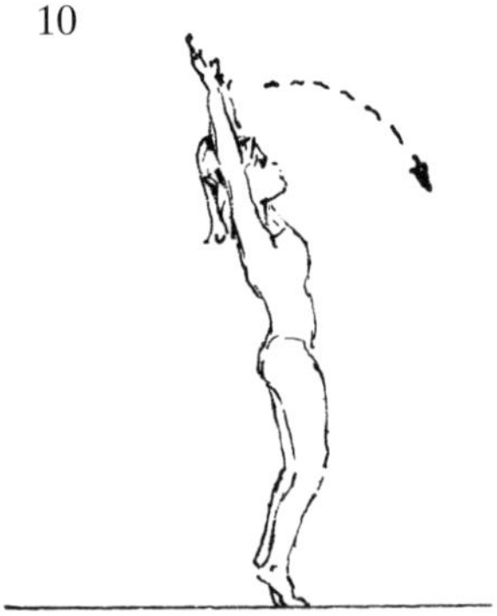

11

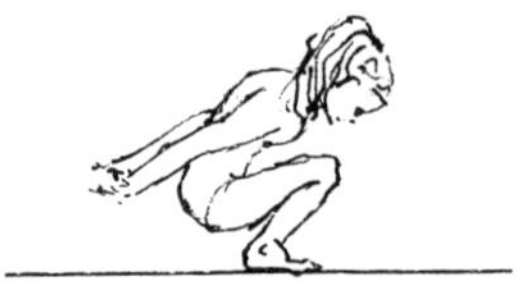

Training für Schultergürtel und Brustkorb

Abbildung 12
Ausgangshaltung: Grätschstellung, Arme auf Schulterhöhe angewinkelt.
Mit kleinen, federnden Stössen Ellbogen diagonal rückwärts-aufwärts führen, dabei die Beckenmuskeln fest gespannt halten, damit keine Hohlkreuzhaltung entsteht.

12

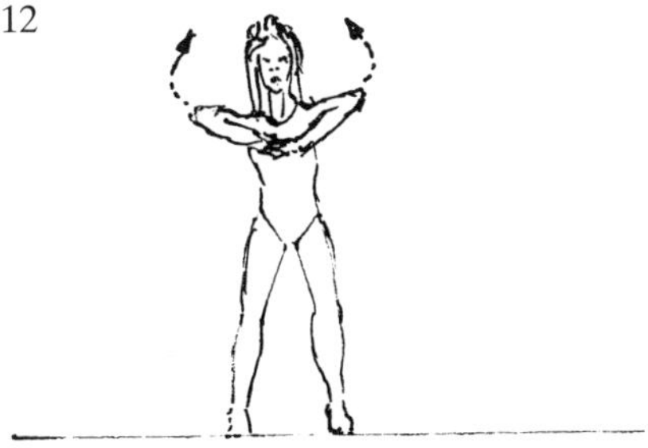

Abbildung 13
Dieselbe Übung wie 12, nur mit ausgebreiteten Armen.
Übung 12 und 13 kombinieren: einmal mit gebeugten, einmal mit gestreckten Armen im Wechsel rückwärts federn.

13

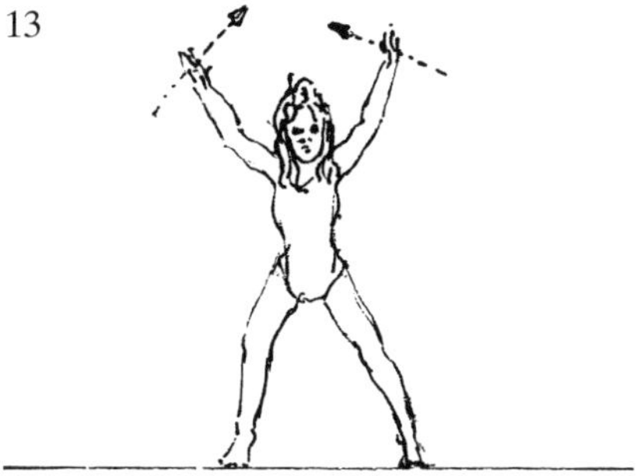

Abbildung 14
Ausgangshaltung: Grätschstellung, Hände hinter dem Kopf verschränkt.
Rechtes Bein nach aussen beugen und den Rumpf federnd nach rechts neigen, dabei den linken Arm zurückdrängen.
Dasselbe gegengleich üben.

14

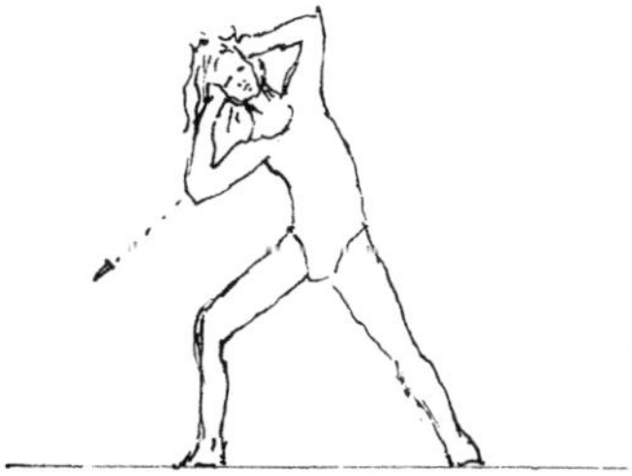

Abbildung 15
Ausgangshaltung: Grätschstellung, rechte Hand stützt auf rechte Hüfte, linker Arm am Körper entlang.
Zum Rumpfneigen nach rechts das linke Bein beugen. Zugleich schwingt der linke Arm seitwärts hoch über den Kopf. Wieder zurück zur Ausgangshaltung. Dasselbe gegengleich üben.

15

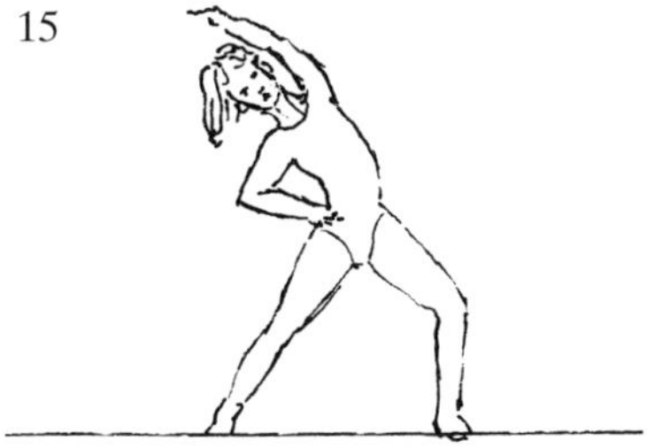

Training aus dem Schultergürtelstand

Abbildungen 16, 17 und 18
Ausgangshaltung: Kerze (16)
Arme am Boden entlang ausstrecken und die gestreckten und geschlossenen Beine langsam senken bis die Zehenspitzen den Boden berühren (17). Wieder zurück zur Kerzenstellung und die Übung wiederholen.
Das rechte und linke Bein im Wechsel zum Boden senken, wobei ein Bein immer ganz senkrecht gehalten werden muss (18).

16

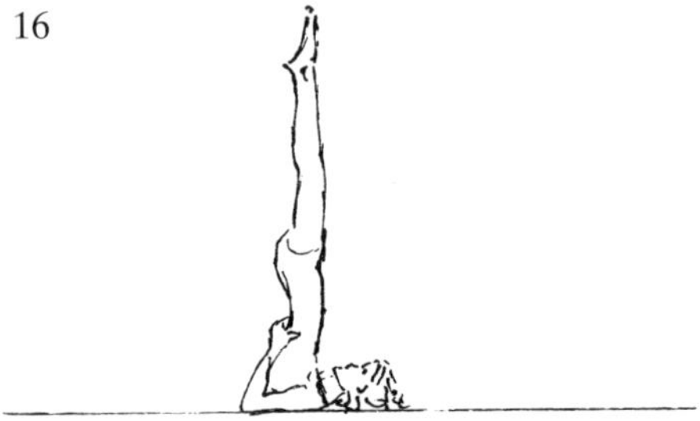

17

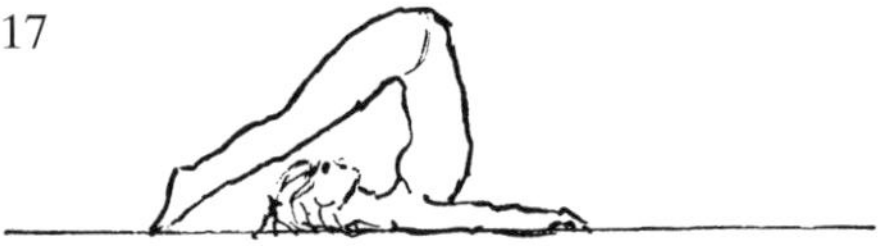

18

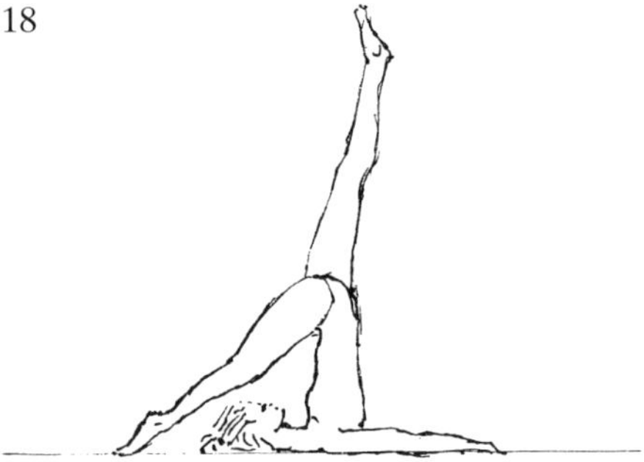

Training für die Elastizität der Gelenke

Abbildungen 19 + 20
Ausgangshaltung: Ausfallstellung, rechtes Bein vorn. Mit grossem Armschwung den Oberkörper zuerst nach vorn und dann zurückneigen. Einige Male wiederholen, dann in Ausfallstellung links vor üben.

19

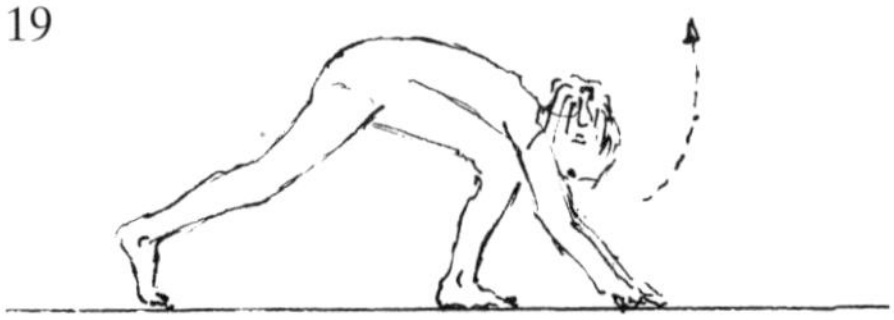

20

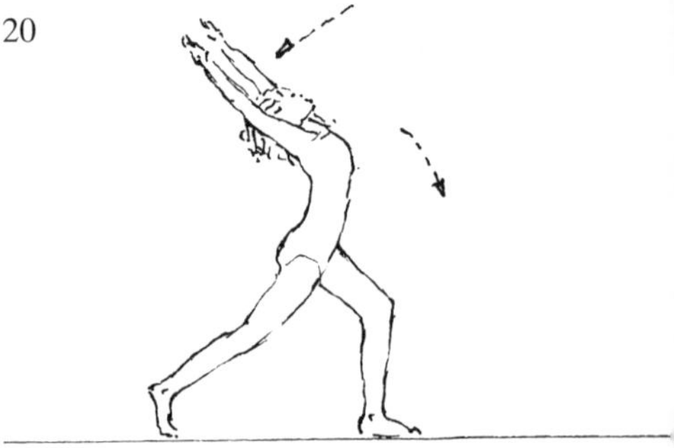

Abbildung 21
Ausgangshaltung: Grundstellung, Arme hoch über dem Kopf, Hals frei.
Zu gleicher Zeit das rechte Bein seitwärts heben und den Oberkörper nach rechts zur Seite neigen. Die frontale Körperhaltung beachten. Gegengleich üben.

21

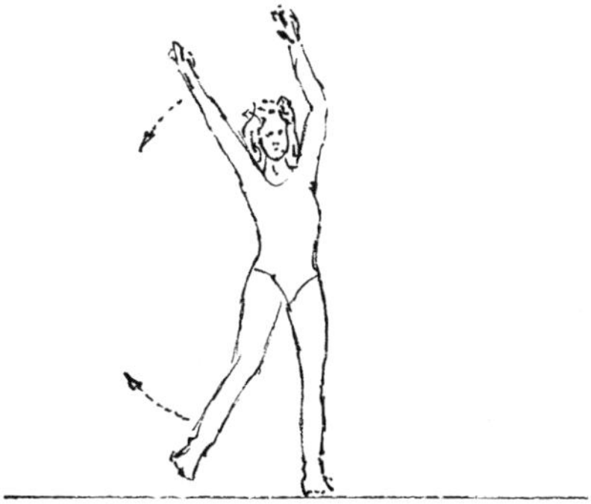

Abbildung 22
Ausgangshaltung: Grundstellung, Hände hinter dem Kopf verschränkt.
Bei aufgerichtetem Oberkörper abwechselnd das rechte und linke Knie hoch zur Schulter ziehen.

22

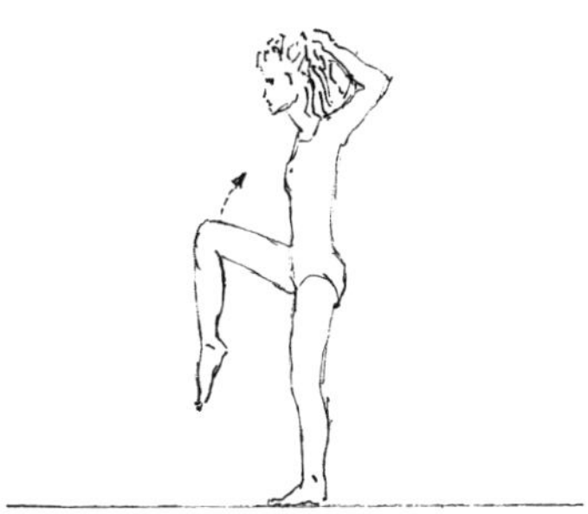

Abbildung 23
Ausgangshaltung: Grundstellung, Hände vor dem Körper verschränkt.
Mit dem rechten Bein zwischen den Armen hindurchsteigen und wieder zurück zur Grundstellung. Dasselbe gegengleich üben.

23

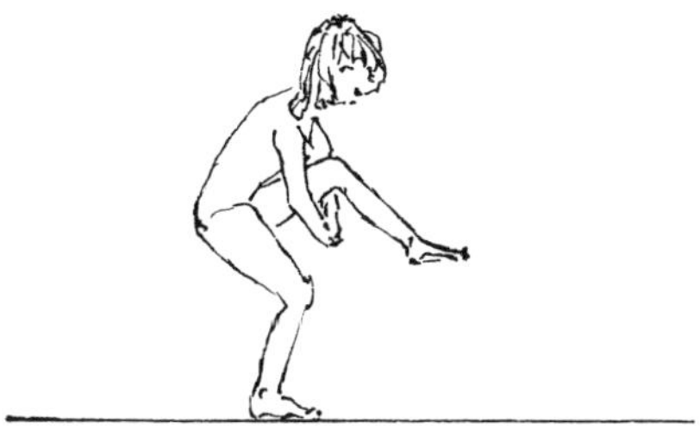

Abbildung 24
Ausgangshaltung: Grätschstellung, Arme senkrecht hoch gestreckt, freie Kopfhaltung.
Mit einer Oberkörperdrehung nach rechts beginnend bei gestreckten Beinen Rumpfkreisen im Wechsel von rechts nach links.

24

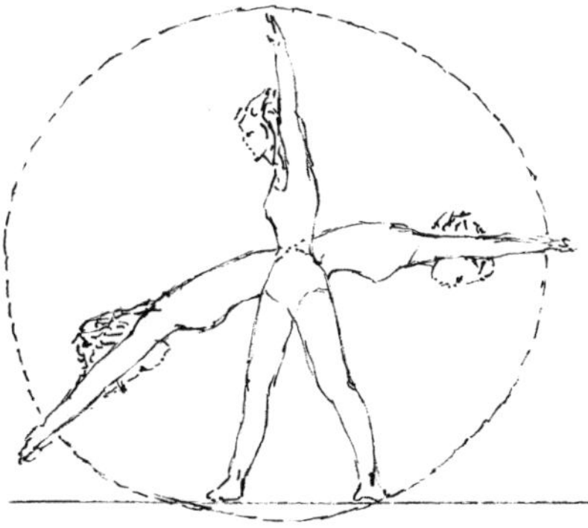

Anhang und Tabellen
Diät bei Gewichtsproblemen

Berechnete Tagesmenüs für die Diät (1200–2100 K)

Legende
Gramm g
Kalorien K (Verbrennungsenergie)
Eiweiss E in Gramm
Fett F in Gramm
Kohlenhydrate KH in Gramm

Tabelle VII Bircher Vollkost 1200 Kalorien-Diät

Frühstück und Abendessen				
	K	**E g**	**F g**	**KH g**
Müesli				
3 g Haferflocken	13,5	0,45	0,15	2,4
3 Essl. Wasser	–	–	–	–
7 g Zitronensaft	2,0	–	–	0,5
38 g Joghurt	28,0	1,8	1,4	1,7
7 g Obstkonzentr.	18,0	–	–	4,5
150 g Äpfel	78,5	0,45	0,45	18,2
15 g Nüsse	70,0	3,0	5,4	1,8
220 g	210,0	5,7	7,4	29,1
plus Zulage zum Müesli				
20 g Vollkornbrot	51,0	1,5	–	10,0
5 g Butter	38,0	–	4,0	–
125 g Früchte	53,0	0,9	0,2	13,6
25 g Quark	22,0	4,2	0,2	0,5
	164,0	6,6	4,4	24,1
für Frühstück und Abendessen je	374,0	12,3	11,9	53,3

Mittagessen				
	K	E g	F g	KH g
100 g Früchte	50,0	0,7	0,2	10,8
Sauce für Rohkost				
30 g Joghurt	22,2	1,4	1,1	1,3
10 g Zitronensaft etwas Zwiebelsaft, 1 Messerspitze getrocknete Kräuter, gut mischen	3,0	–	–	0,7
Rohkost				
100 g Kopfsalat	15,0	1,4	0,2	2,0
100 g Blumenkohl	26,0	2,0	0,1	4,0
50 g Gurke	3,0	0,3	–	0,3
½ Ei	36,0	3,0	2,5	0,2
	155,2	8,8	4,1	19,3
gekochtes Gemüse (auswechselbar)				
200 g Tomaten	37,6	2,0	0,4	6,6
50 g Zwiebeln 1 Esslöffel Petersilie, auf eingefettetem Blech backen	22,6	0,6	0,1	4,8
5 g Öl	46,0	–	5,0	–
	106,2	2,6	5,5	11,4
100 g Kartoffeln in der Schale	85,0	2,0	0,1	18,9
50 g Magerquark	44,1	8,5	0,3	1,0
	129,1	10,5	0,4	19,9
Mittagessen: total	390,0	21,9	10,0	50,7
Zwischenmahlzeit				
150 g Joghurt	109,0	7,2	5,6	6,7
totale Zufuhr pro Tag	1247,0	53,8	39,4	164,0

Zwei Zwischenmahlzeiten				
150 g Joghurt	109,0	7,2	5,6	6,7
150 g Milch	109,0	7,2	5,6	6,7
Summe	218,0	14,4	11,2	13,4
Mittagessen				
wie bei 1600 Kalorien-Diät	428,0	21,2	14,8	49,6
totale Zufuhr pro Tag	2082,0	84,0	85,2	228,4

Tabelle X Rohkost 1200 Kalorien-Diät

Frühstück				
	K	**E g**	**F g**	**KH g**
Müesli				
10 g Laevulose	41,0	–	–	10,0
20 g Rahm	60,0	0,4	6,1	0,5
100 g Äpfel	54,0	0,3	0,3	12,1
25 g Joghurt	18,0	1,2	1,0	1,1
10 g Zitrone	3,0	–	–	0,7
100 g Früchte	54,0	0,3	0,3	12,1
20 Nüsse	93,0	4,0	7,2	2,4
	323,0	6,2	14,9	38,9
Mittagessen				
100 g Früchte	54,0	0,3	0,3	12,1
20 g Mandeln	120,0	3,6	10,0	3,0
100 g Blumenkohl	26,0	2,0	0,2	4,0
50 g Gurke	3,0	0,3	–	0,3
50 g Salat	7,0	0,7	0,1	1,0
10 g Rahm	30,0	0,2	3,0	0,3
10 g Öl	92,0	–	9,9	0,05
15 g Zitronensaft	4,0	–	–	1,0
10 g Quark	9,0	1,7	0,1	0,2
	345,0	8,8	23,6	21,9
Abendessen				
wie Frühstück	323,0	6,2	14,9	38,9
dazu				
50 g Salat	7,0	0,7	0,1	1,0
50 g Chicorée	18,0	0,6	0,1	1,1
Rahm, Öl, Zitronensaft und Quark	135,0	1,9	13,0	1,5
	473,0	9,4	28,1	42,5
Total-Wert	1141,0	24,4	66,6	103,3

Tabelle XI Rohkost 1900 Kalorien-Diät

Frühstück				
	K	**E g**	**F g**	**KH g**
Müesli				
10 g Laevulose	41,0	–	–	10,0
40 g Rahm	121,0	0,9	12,2	1,0
200 g Äpfel	107,0	0,6	0,6	24,2
50 g Joghurt	37,0	2,4	1,9	2,2
10 g Zitrone	3,0	–	–	0,7
250 g Früchte	123,0	1,8	0,5	27,1
20 g Nüsse	93,0	4,0	7,2	2,4
	525,0	9,7	22,4	67,7
150 g Joghurt	109,0	7,2	5,7	6,6
Mittagessen				
250 g Früchte	123,0	1,8	0,5	27,1
20 g Mandeln	120,0	3,6	10,0	3,0
100 g Blumenkohl	26,0	2,0	0,2	4,0
50 g Gurken	3,0	0,3	–	0,3
50 g Salat	7,0	0,7	0,1	1,0
10 g Rahmquark	9,0	1,7	0,1	0,2
10 g Rahm	30,0	0,2	3,0	0,3
20 g Öl	185,0	–	19,9	0,1
15 g Zitronensaft	4,0	–	–	1,1
	507,0	10,3	33,8	37,1
Abendessen				
wie Frühstück	525,0	9,7	22,4	67,7
dazu				
50 g Salat	7,0	0,7	0,1	1,0
50 g Chicorée	8,0	0,6	0,1	1,1
10 g Rahm	30,0	0,2	3,0	0,3
20 g Öl	185,0	–	19,9	0,1
15 g Zitronensaft	4,0	–	–	1,1
	759,0	11,2	45,5	71,3
Total-Wert	1900,0	38,4	107,4	182,7

Tabelle XII Zusammensetzung der gebräuchlichsten Nahrungsmittel

Kalorien und Eiweissgehalt, Werte bezogen auf 100 g essbaren Anteil

Gemüse (kein Fett enthaltend) Kalorien und Eiweissgehalt

2,5 g Kohlehydrate in 100 g	K*	E g*
Chicorée	12	1
Federkohl	12	1
Gurke	12	1
Spinatsaft	12	1
Brunnenkresse	11	1
Endivien	12	2
Feldsalat	20	2
Kopfsalat	12	2
Mangold	25	2
Spargel	15	2
Champignons	25	3
5 g Kohlehydrate in 100 g	**K***	**E g***
Auberginen	25	1
Bleichsellerie	25	1
Gartenkresse	50	1
Karottensaft	25	1
Kürbis	25	1
Lauch	25	1
Radieschen	25	1
Rhabarber	25	1
Rotkohl	25	1
Sauerkraut	25	1
Tomaten	25	1
Tomatensaft	25	1
Tomaten in Dosen	25	1
Weisskohl	25	1
Blumenkohl	25	1
10 g Kohlehydrate in 100 g	**K***	**E g***
grüne Bohnen	25	1
Stangensellerie	50	2
Broccoli	25	3
Spinat	25	3

10 g Kohlehydrate in 100 g	K*	E g*
Steinpilze	25	3
Karotten	25	1
Kürbis	25	1
Randen	50	1
Sellerie	50	1
Artischocken	50	2
Rosenkohl	50	4
Trüffel	50	5
grüne Erbsen	50	3
in Dosen		1
15 g Kohlehydrate in 100 g	**K***	**E g***
Pastinake	69	1
Schwarzwurzel	66	1
Topinambur	74	2
Meerrettich	76	2,8
grüne Erbsen	93	7
20 g Kohlehydrate in 100 g	**K***	**E g***
Kartoffel	85	2
frischer Zuckermais	107	3

über 20 g Kohlehydrate in 100 g	K	E g	F g	KH* g
Batate	124	1		26,6
Weisse Bohnen	352	21	2	57,6
reife Erbsen	370	23	1	60,7
Linsen	303	22	1	49
Sojabohnen	445	37	18	26,8
Sojaflocken	469	37	21	26,4
getr. Steinpilze	74	20	3	43,6

* Werte bezogen auf 100 g essbaren Anteil

Früchte, kein Fett enthaltend, Kalorien und Eiweissgehalt

5g Kohlehydrate in 100g	K*	E*g
Papaya	9	0,2
Wassermelone	28	0,6
Zitrone	28	0,7
Zitronensaft	24	0,3
10g Kohlehydrate in 100g	**K***	**E g***
Acerola	39	0,2
Apfel	50	0,3
Apfelsaft	47	0,1
Aprikose	54	0,9
Birne	59	0,5
Brombeeren	48	42
Erdbeeren	39	0,9
Grapefruits	32	0,7
Grapefruitsaft	28	0,6
Himbeeren	40	1,2
Holunderbeere	46	2,5
Johannisbeere rote	37	1,0
Johannisbeere schwarze	46	1,0
Johannisbeere weisse	38	0,9
Mandarinen	43	0,9
Orange	54	0,9
10g Kohlehydrate in 100g	**K***	**E g***
Orangensaft	47	0,8
Pfirsiche	46	0,7
Pflaumen	53	0,7
Preiselbeere	46	0,3
Stachelbeere	44	0,8
15g Kohlehydrate in 100g	**K***	**E g***
Ananas	57	0,5
Feigen	73	1,3
Kirschen sauer	60	0,2
Kirschen süss	64	0,8
Heidelbeeren	62	0,6
Mirabellen	67	0,7
Reineclaude	72	0,8
Weintrauben	74	0,7
Zwetschgen	36	0,7
20g Kohlehydrate in 100g	**K***	**E g***
Bananen	90	1,1
Hagebuttengelee	102	3,6
Traubensaft	74	1,0

getrocknete Früchte

	K	E g	F g	KH*g
Äpfel	279	1,4	1,6	65
Aprikosen	300	5,0	0,4	66
Datteln	305	18,0	0,5	73
Feige	272	3,5	1,3	61
Kastanien	211	3,0	2,0	43
Pfirsiche	282	3,0	0,6	66
Pflaumen	293	2,3	0,6	69
Rosinen	305	2,3	0,5	71

Brot

	K	E g	F g	KH*g
Grahambrot	250	8,4	1,0	48
Knäckebrot	383	10,1	1,4	77
Pumpernickel	247	6,8	0,9	49
Roggen-vollkornbrot	239	7,3	1,2	46
Steinmetzbrot	254	7,6	1,0	50
Weizenvoll-kornbrot	241	7,5	0,9	47

* Werte bezogen auf 100g essbaren Anteil

Nüsse

	K	E g	F g	KH*g
Erdnüsse geröstet	631	26,5	47	19
Haselnüsse	690	14	62	13
Kokosnuss	399	41	36	10
Mandeln	651	18	54	16
Mohnsamen	467	14	37	16
Paranüsse	714	14	67	7
Pinienkerne	610	20	50	20
Walnüsse	705	15	63	13
Zirbelkiefer-samen	562	4	49	22

Milch, Milchprodukte und Fette

	K	E*g	Fg	KH*g
Butter	755	0,7	81	–
Buttermilch	36	3,5	0,5	4
Buttermilch-pulver	384	33	2	55
Camembert	301	18	23	1,8
Doppelrahm-frischkäse	354	14,6	–	1,9
Edamerkäse	238	26,1	23,6	3,5
Emmentaler	417	30	3,4	27
Gervais	414	13	38	1,7
Joghurt	74	4,8	3,7	4,5
Kondensmilch gezuckert	335	8	8,8	55
Kondensmilch ungezuckert	141	7	7,7	9,8
Kondensma-germilch gez.	277	10	0,2	58
Kuhmilch	68	3,4	–	5
Magerkäse Durchschnitt	222	36	6,5	3,5
Magermilch	35	3	0,1	4,8
Magermilch-pulver	368	35	1	52
Magerquark	88	17	0,6	1,8
Molke süß	24	0,8	0,2	4,6
Molkenpulver	346	12	1	71
Parmesan	410	36	26	3,5
Quark	97	17	1,2	4
Rahmkäse	417	16	37	1,7
Roquefort	419	24	33	3,7
Sahne	302	2,2	30	3
Schmelzkäse	305	14	23,6	6,1
Vollmilchpul-ver	503	25	26	38
Erdnußpaste	641	26,1	48	19
Kokosfett	925	18	99	–
Maisöl	930	–	100	–
Margarine	733	0,51	78,4	–
Olivenöl	927	–	99,6	–
Palmin	902	–	97,0	–

Cerealien (Getreide)

	K	E g	F g	KH*g
Cornflakes	382	7,7	0,6	82
Gerste	370	10,6	2,1	72
Gerste geschält	330	8,0	1,6	69
Gerstengrütze	368	8,5	1,5	75
Gerstenmehl	369	10,6	1,9	72
Hafer ganzes Korn	387	12,6	7,1	63
Hafer geschält	351	11,0	6,0	61
Haferflocken	402	13,8	6,6	66
Hafergrütze	399	13,9	5,8	67
Hafermehl	410	14,9	7,5	66
Hirse geschält	382	10,6	3,9	70,7
Mais ganzes Korn	375	9,2	3,8	71
Maismehl	376	8,9	2,8	74
Reis poliert	368	7,0	0,6	75

* Werte bezogen auf 100 g essbaren Anteil

	K	E*g	Fg	KH*g
Reis unpoliert	371	7,4	2,2	75
Reismehl	311	7,2	0,65	79
Roggen ganzes Korn	359	11,6	1,7	69
Roggenkeime	404	42,0	11,2	26
Roggenmehl	363	8,6	1,2	–
Sonnenblumen-kernmehl	359	37,0	10,6	36

	K	E*g	Fg	KH*g
Weizen ganzes Korn	363	11,7	2,0	69
Weizengriess	326	7,0	0,2	72
Weizenkeime	400	26,6	9,2	46
Weizenkleie	361	16,0	4,6	51
Weizenmehl	368	10,6	1,0	74
Pionier Reiskeime	–	20,3	24,7	–

Tabelle zum glykämischen Index und der glykämischen Ladung

Diese Tabellen sind besonders wichtig für Patienten mit Bulimie. Wählt man Nahrungsmittel mit tiefem glykämischem Index und niedriger glykämischer Ladung, so verschwinden die Heisshungeranfälle bei unserer Diät in relativ kurzer Zeit. Ganz wischtig sind sie besonders für Menschen mit Diabetes. Hierzu verweisen wir auf unser Bircher-Benner Handbuch Nr. 7 für Diabetiker.

Der glykämische Index sagt aus, wie rasch und wie hoch der Blutzucker ansteigen wird, wenn ein gewisses Nahrungsmittel gegessen wird, ausgedrückt in % des Anstieges, welcher eine gleiche Menge Glukose erzeugt.

Die glykämische Ladung berechnet man, indem man den glykämischen Index mit seinem Gehalt an reinen Kohlenhydraten multipliziert. Hat ein Nahrungsmittel einen hohen glymämischen Index und besteht es zudem überwiegend aus reinen Kohlenhydraten, so hat es eine sehr hohe glykämische Ladung. Handelt es sich vor allem um reine Kohlenhydrate, welche in Glukose umgewandelt werden, wo wird das Nahrungsmittel eine sehr hohe Menge an Insulin benötigen, um in die Zellen zu gelangen, und der Blutzuckerspiegel sich wieder senken kann.

Nach dem Essen eines Nahrungsmittels werden nur diejenigen Kohlenhydrate, welche in Glukose umgewandelt werden und dem zu Folge zu ihrer Aufnahme in die Zellen Insulin benötigen, den Blutglukoseanstieg erzeugen. Andere Zuckerarten, wie sie in Früchten und Gemüsen reichlich vorhanden sind (Fruktose, Sorbit u. a.) bewirken keine Erhöhung des glykämischen Indexes und benötigen kein Insulin. Somit gibt der glykämische Index die beste Auskunft zur Berechnung des Insulinbedarfes zur Aufnahme eines bestimmten Nahrungsmittels.

Die glykämische Ladung enthält durch die Multiplikation des glykämischen Indexes mit dem Gehalt an allen reinen Kohlenhydraten, auch diejenigen, welche kein Insulin zu ihrer Verwertung benötigen. Darum ist sie zur Berechnung des Insulinbedarfes weniger geeignet als der glykämische Index. Dagegen hat es sich bewährt, ihn zu berücksichtigen, da es sich gezeigt hat, dass Nahrungsmittel mit hoher glykämischer Ladung die Fettstoffwechselstörung ungünstig beeinflussen, indem sie den Triglyceridspiegel erhöhen.

Bezüglich des Diabetes sind also diejenigen Nahrungsmittel am geeignetsten, welche einen tiefen glykämischen Index und eine tiefe glykämische Ladung aufweisen und welche gute Nahrungsintegrale sind, indem ihr Kohlenhydratgehalt zu möglichst grossem Anteil aus Fruktose und anderen Zuckerarten besteht, die keine Insulin benötigen und aus deren Gehalt an Glukose bei der Verdauung nur langsam aufgeschlossen werden kann. Dies sind die unerhitzten Früchte, Gemüse, Vollgetreide und Nüsse der Rohkost.

Tabelle XIII

Nahrungsmittel	Glykämischer Index in %	Glykämische Ladung
Amarant	30	< 10
Ananas	59	6
Ananassaft aus Flasche	46	6
Apfel	38	5
Apfel gedörrt	29	16
Apfelsaft aus Flasche klar	40	5
Apfelsaft naturtrüb	37	4
Aprikosen frisch	57	4
Aprikosen getrocknet	31	14
Artischocken	20	2
Auberginen	10	< 10
Avocado	20	< 10
Baguette Weissbrot	70	36
Bananen	52	10
Birnen	38	9
Biscuitkuchen	46	26
Blattsalate	10	0
Brezel	83	48
Brokkoli	10	< 10
Bohnen schwarz	42	8
Bohnen weiss gegart	48	5
Bohnen grün (Mungbohnen)	38	?
Bohnen (Kidney)	28	5
Buchweizen	54	11
Bulgur gegart	48	8
Buttermilch natur < 10		< 10
Butterkeks	51	37
Cornflakes	81	70
Couscous	65	15

Nahrungsmittel	Glykämischer Index in %	Glykämische Ladung
Datteln getrocknet	103	69
Eiscreme Vollrahm	61	13
Erbsen (frisch)	40	4
Erdbeeren	40	1
Feigen frisch	40	?
Feigen getrocknet	61	21
Früchtebrot	47	24
Gemüsesaft aus Flasche	43	2
Grapefruit	25	2
Grapefruitsaft aus Flasche	48	4
Gerste	43	12
Glutenfreies helles Brot	76	38
Griess	65	4
Grünkern	55	?
Haferflocken	59	36
Haferkleiebrot	47	28
Haferkörnerbrot	65	41
Haferporridge	60	8
Haferkleie	55	28
Hamburgerbrot	85	31
Hirse gegart	71	17
Honig	55	40
Joghurt nature	36	2
Joghurt Frucht gezuckert	40	6
Joghurt Furcht Süssstoff	14	1
Joghurt Drink	38	6
Kaki	50	8
Konfitüre (Marmelade)	51	34
Karotten roh	47	4

Nahrungsmittel	Glykämischer Index in %	Glykämische Ladung
Karotten gekocht	85	3
Karottensaft aus Flasche	43	4
Kartoffeln gebacken	85	17
Kartoffeln geschwellt	78	11
Kartoffeln Gnocchi	68	18
Kartoffelpüree	74	10
Kartoffelpüree aus Pulver	85	11
Kartoffeln neue	57	8
Kartoffeln Pommes frites	75	15
Kartoffeln Pommechips	54	23
Kartoffeln Süsskartoffeln	61	11
Kichererbsen gegart	38	6
Kirschen	22	2
Kiwi	50	5
Kleiebrot	50	10
Knäckebrot ballaststoffreich	59	35
Knäckebrot aus Roggen	64	41
Knoblauch	10	< 10
Kohl	10	0
Kohlrabi gekocht	70	5
Kohlrübe, gelbe	70	7
Krackers	67	38
Kürbis gekocht	75	4
Lauch	10	< 10
Linsen grün gegart	30	3
Linsen rot gegart	26	3
Magerquark	10	1
Mais (Zuckermais)	54	11

Nahrungsmittel	Glykämischer Index in %	Glykämische Ladung
Maismehl (Polenta)	69	6
Mais Popcorn	72	40
Mango	51	7
Marsriegel	65	43
Melone (Honigmelone)	65	3
Meerrettich	35	< 10
Milch teilentrahmt	32	2
Milch voll	27	1
Molke natur	< 10	< 10
Milchbrötchen (Weggli)	63	34
Müesli Flocken industriell	49	33
Muffin	53	30
Nutella	33	20
Naturejoghurt	35	1–5
Nüsse (im Mittel)	25	1–5
Nüsse Cashew	22	3
Nüsse Erdnüsse	15	2
Nektarine	30	< 10
Obst (Durchschnittswert)	35–45	3–10
Orange	42	4
Orangensaft aus Flasche	50	5
Papaya	59	8
Pastinake	85	3
Pellkartoffeln (geschwellte)	65	10
Peperoni	10	< 10
Pfirsich	42	4
Pflaumen	39	4
Pflaumen getrocknet	29	16
Pilze	15	0
Pumpernickel	50	20

Nahrungsmittel	Glykämischer Index in %	Glykämische Ladung
Quinoa	35	?
Radieschen	30	< 10
Reis Basmati	58	15
Reis Jasmin Duftreis	109	31
Reis Langkorn	56	16
Reis crisbies (Kellogg)	82	71
Reis Parbolied	47	11
Reis Risotto	69	24
Reis weiss	64	15
Rettich	35	1
Rice-Crispies	82	71
Roggenkörner (vollwertig)	35	26
Roggen-vollkornbrot	50	30
Roggen Sauerteigbrot	53	21
Roggen Vollkornbrot	58	27
Rosinen	64	47
Rote Bete gekocht	65	3
Sauerkraut	15	0
Schokolade Vollmilch	43	24
Sellerieknollen gekocht	85	2

Nahrungsmittel	Glykämischer Index in %	Glykämische Ladung
Sojabohne gegart	18	1
Sojabohnen-sprossen	20	< 10
Spargeln	15	0
Sultaninen	56	42
Teigwaren (im Mittel)	60	40
Teigwaren Soja Glasnudeln	33	8
Teigwaren Eiernudeln	40	10
Teigwaren Reisnudeln	61	13
Teigwaren Spagetti al dente	44	12
Teigwaren Spagetti weich	61	15
Teigwaren Vollkorn al dente	37	9
Weizengriess (weisses)	60	7
Weizenkeime	60	9
Weizenschrot	75	50
Weizenweissbrot	70	33
Zitronen	15	< 10
Zucchini	10	< 10
Zwiebeln	10	< 10

Verzeichnis der Rezepte und Kurpläne

Literaturnachweis

1 Bircher A: *Die Endotheliale Dysfunktion*: Bircher-Benner Handbuch Nr.7 für Diabetiker, Edition Bircher-Benner, ISBN 9 783906 089188, Seite 31

2 Lenz M. et al.: *Morbidität und Mortalität bei Übergewicht und Adipositas im Erwachsenenalter, eine systematische Übersicht.* Dtsch Ärztebl int 2009; 106 (40): 641–8

3 Wikipedia: *Adipositas, Behandlungserfolg der Reduktionsdiäten* https://de.wikipedia.org/wiki/Adipositas Seite 8, abgerufen am 28.12.2018

4 WHO *BMI classification.* Global Health Observatory (GHO) data, 2008

5 5 Herold G.: *Innere Medizin* Gerd Herold Verlag, Seite 722, ISBN 978-3-9814660-5-8

6 Deutsche Adipositas Gesellschaft: Interdisziplinäre *Leitlinie S3 zur Prävention und Therpaie der Adipositas.* 2014, Seite 15, /http://www.bwmf.org.leitlinien/detail/II/050-001.html) abgerufen am 5.10.2016 (PDF)

7 Deutsche Gesellschaft für Ernährung: *Moleküle regulieren das Gewicht,* 2002 (http//www.dge.de/modules.php?name=News&file=article&sid=312)

8 Klaus S.: *Regulation von Sättigung und Hunger.* Ernährungsinformation der CNA, 03, 2005

9 Persson P: *Energie und Wärmehaushalt, Thermoregulation.* Springer Lehrbuch Physiologie des Menschen pp 535–550, 17.Auflage, 2019

10 Ishii Y. et al.: *Palatability, food intake and the behavioural satiety sequence in male rats.* Physiol Behav. 2003; 80: 37–47

11 Saper C.E. et al.: *The need to feed: homeostatic and hedonic control of eating.* Neuron 2002: 36: 199–2011

12 Enriori P.J. et al.: *Diet-induced obesity causes severe but reversible leptin resistence in arcuate melanocortin neurons.* Cell Metab. 2007; 5: 181.94

13 Paz-Filho G.I. et al.: *Decreased leptin production by the adipose tissue in obesity associated with severe metabolic syndrome.* Arq Bras Endocrinol Metabol.2009; 53: 1088–95

14 Meczekalski B. et al.: *Leptin-missing link between the metabolic state and the reproductive system?* Gynekol Pol. 1997 Dec; 68 (12): 627–32

15 Yadav V.K. et al.: *Leptin-dependent serotonin control of appetite: temporal specificity, transcriptional regulation, and therapeutiv implications.* J Exp Med. 2011 Jan 17; 208 (1) 41–52

16 Rocha P.M. et al.: *Visceral abdominal and subfascial femoral adipose tissue have opposite associations with liver fat in overweight and obese premenopausal Caucasian women.* J Lipids: 2011; 2011: 156–472

17 Kieffer T.J. et al.: *The adipoinsular axis: effects of leptin on pancreatic beta-cells.* Am J Physiol Endocrinol Metab. 2000; 278: E1–E14

18 Yadav VK et al.: *Leptin-dependent serotonin control of appetite: temporal specificity, transcriptional regulation, and therapeutic implications.* J Exp Med. 2011 Jan 17; 208 (1): 41–52

19 Karsenty G et al.: *Regulation of bone mass by serotonin: molecular biology and therapeutic implications.*

20 Wren A.M. et al.: *Ghrelin enhances appetite and increases food intake in humans.* J Clin Endocrinol Metab 2001: 86: 5992

21 Le Roux C.W. et al.: *Postprandial Ghrelin is suppressed proportional to meal calorie content in normal weight, but not obese subjects.* J Clin Endocrinol Metab. 2005; 90: 1069–71

22 Asakawa A. et al.: *Characterization of the effect of pancreatic polypeptide in the regulation of energy balance.* Gastroenterology. 2003; 124: 1325–36

23 Turton M.D. et al.: *A role for glucagon-like peptide-1 in the central regulation of feeding.* Nature. 1996; 379: 69–72

24 Tourrel C. et al.: *Glucagone-like peptide-1 and exendin-4 stimulate beta-cell neogenesis in streptozotocin-treated newborn rats resulting in persistently improved glucose homeostasis at adult age.* Diabetes. 2001; 50: 1562–70

25 Hirschberg A.L.: *Sex hormones, appetite and eating behaviour in women.* Maturitas. 2012 MAR; 71 (3): 248–56

26 Deblon N. et al.: *Mechanisms of the Anti-Obesity Effects of Oxytocin in Diet-Induced Obese Rats*. In: *PLoS ONE*. Band 6, Nr. 9, 27. September 2011

27 Fukuhara a. et al.: *Visfatin, a protein secreted by visceral fat that mimics the effects of insulin.* Science. 2005; 307 (5708): 426–30

28 Chang Y.H. et al.: *Visfatin in overweight/obesity, type 2 diabetes mellitus, insulin resistance, metabolic syndrome and cardiovascular diseases: a meta-analysis and systemic review.* Diabetes Metab Rev. 2011, 27 (6): 515–27

29 Sastny J. et al.: *Visfatin and its role in obesity development.* Diabetes Metab Syndr. 2012; 6 (2): 120–4

30 Galic S. et al.: *Adipose tissue as an endocrine organ.* Mol Cell Endocrinol. 2010; 316 (2): 129–39

31 Park H.K. et al.: *Resistin in rodents and humans* Diabetes Metab. 2013; 37 (6): 404–14

32 Raykovic N. et al.: *Relationship between obesity, adipocytokines and inflammatory markers in type 2 diabetes: relevance for cardiovascular risk prevention.* Int J Environ Res Public Health. 2014; 11 (4): 4049–65

33 Rachwalik M. et al.: *Increased content of resistin in epicardial adipose tissue of patients with advanced coronary atherosclerosis and history of myocardial infarction.* Thoracic Cardiocasc Surg. 2014; 62 (7): 554–60

34 Fernández-Aranda F. et al.: *Smell-taste dysfunctions in extreme weight/eating conditions: analysis of hormonal and psychological interactions.* Endocrine. 2016 Feb; 51 (2): 256–67

35 Hsu J.Y. et al.: *Non-homeostatic body weight regulation through a brainsgem-restricted receptor for GDF 15* Nature. 2017 Oct 12; 550 (7675): 255–59

36 Morton G.I. et al.: *Central nervous system control of food intake and body weight.* Nature 05026 Vol 443/21 Sept 21 2006: 289–93

37 Seitz J. et al.: *The Impct of Starvation on the Migrobiome and Gut-Brain Interactions in Anorexia nervosa.* Front Endocrinol (Lausanne) 2019; 10: 41 PMID:30809191, PMCID:PMC6379250

38 Quin J. et al.: *A human gut microbial gene catalogue established by metagenomic sequencing.* Nature, 464, 2010: 59–65

39 Walter J. et al.: *The human gut microbiome: ecology and recent evolutionary changes.* Annu Rev Microbiol 65, 2011: 411–29

40 Kau A.L. et al.: *Human nutrition, the gut microbiome and the immune system.* Nature 474, 2013: 327–36

41 Somon C. et al.: *Metagenomic analyses: past and future trends.* Appl Enciron Microbiol 77, 2011: 1153–61

42 Klöting N. et al.: *Insuline-sensitive aboeity.* Am J Physiol Endocrinol Metab 299, 2010: E506–E515

43 Zhang X et al.: *Human gut microbiota changes reveal the progression of glucose intolerance. PloS ONE 8, 2013: e71108*

44 Amar J. et al.: *Involvement of tissue bacteria in the onset of diabetes in humans: evidence for a concept.* Diabetologia 54, 2011: 3055–61

45 Vrieze A. et al.: *Transfer of intestinal microbiota from lean donors increases insulin sensitivity in individuals with metabolic syndrome.* Gastroenterology 143, 2012: 913–16.e7

46 Griffin J.L. et al.: *Does our gut microbiome predict cardiocascular risk?: a review of the evidence from metabolomics.* Circ Cardiocasc Genet 8, 2015: 187–91

47 Amar J. et al.: *Blood microbiota dysbiosis is associated with the onset of cardiocascular events in a large general population: the D.E.S.I.R. study.* PLoS ONE 8, 2013: e54461

48 Wong J.M. et al.: *Gut microbiota and cardiometabolic outcomes: influence of dietary patterns and their associated components:* Am J Clin Nutr 100, 2014, Supl1: 369S 3778S

49 Chakaroun R. et al.: *Mikrobiom, Adipositas und Energiestoffwechsel.* Der Diabetologe, Sept. 2016 (12) issue 6, 2016: 401–408

50 Sommer F. et al.: *The gut microbiota – master of host development and physiology.* Nat Rev Microbiol 11, 2013: 227–83

51 Yatsunenko T. et al.: *Human gut microbiome vieved across age and geography.* Nature 486, 2012: 222–227

52 Bäckhed F. et al.: *That gut microbiota as an environmental factor that regulates fat storage.* Proc Natl Acad Sci USA 101, 2004: 15718–15723

53 Schlehe J. et al.: *Das Mikrobiom: Einfluss auf Adipositas und Diabetes. www.*Ärzteblatt..de/archiv/177992/das-mikrobiom-einfluss-auf-....28.9.2019

54 Aerztezeitung online, 1.8.2017: *Wie Darmbakterien Übergewicht auslösen könnten.* https//www.aerztezeitung.de/medizin/krankheiten/adipositas/article/94…28.9.2019
55 Torres-Fuentes C. et al.: *The microbiota-gut-brain axis in obesity.* Lancet Tastroenterol Hepatol 2017 oct; 2 (10): 747–756
56 Zaminpar A. et al.: *Antibiotic-induced microbiome depletion alters metabolic homeostasis by affecting gut signalling and colonic metabolism.* Nat Commun 2018 Jul 20; 9 (1): 2872
57 Mueller N.T. et al.: *Prenatal exposure to antibiotics, cesarean section and risk of childhood obesity.* Int J Obes 39 (4) 2015: 665–70
58 Penders J. et al.: *Factors influencing the composition of the intestinal microbiota in early infancy.* Pediatrics 118, 2006: 511–21
59 Thavagnanam S. et al.: *A metaanalyses of the association between Cesarean section and childhood asthma.* Clin Exp allergy 38, 2008: 629–33
60 Chen Z. et al.: *Incorporation of therapeutically modified bacteria into gut microbiota inhibits obesity.* J Clin Incest 124 (2014): 3391–3406
61 Pussinen P.J. et al.: *Endotoxemia is associated with an increased risk of incident diabetes.* Diabetes Care 34, 2011: 392–97
62 Kim M. S. et al.: *Strict vegetarian diet improves the risk factors associated with metabolic disease by modulating gut microbiota and reducing intestinal inflammation.* Environ Microbiol 2013 Rep 5: 765–75
63 De Filippo C. et al.: *Impact of diet in shaping gut microbiota revealed by a comparative study in children from Europe and rural Africa.* Proc Natl Acad Sci USA 107, 2010: 14691–14696
64 Kim M. et al.: *Strict vegetarian diet improves the risk factors associated with metabolic diseases by modulating gut microbiota and reducing intestinal inflammation.* Environ Microbiol Rep 5, 2016: 765–775
65 Devkota S. et al.: *Dietary fat induced taurocholic acid promotes pathobiont expansion and colitis in Il 10-mice.* Nature 487, 2012: 104–108
66 David L.A, et al.: *Diet rapidly and reproducibly alters the human gut microbiome.* Nature 505, 2014: 559–63
67 Huerta-Avila E.E. et al.: *High relative anbundance of lactobacillus reuteri and fructose intake are associated with adiposity and cardiometabolic risk factors in children from Mexico City.* Nutrients, 2019 Mai 28; 11 (6).pli:E1207. Doi:103390/nu11061207
68 Faith J.J. et al.: *The long-term stability of the human gut microbiota.* Science 341, 2013: 1237–1243
69 Kleiman S.C. et al.: *The intestinal microbiota in acute anorexia nervosa and during renourishment: relationship to depression, anxiety, and eating disorder psychopathology.* Psychosom Med (2015) 77: 969–81
70 Mörkl. S. et al.: *Gut microbiota and body composition in anorexia nervosa in patients in comparison to athletes, Overweight, obese, and normal weight controls.* In J Eat Disord (2017) 50: 1421–31
71 Herpertz-Dahlmann B. et al.: *How the microbiome and gut-brain interactions might impact the development and course of anorexia nervosa.* Eur Child Adolesc Psychiatry (2017) 26: 1031–41
72 Neumann H. et al.: *The interplay between the microbiota and the endocrine system.* FEMS Microbiol Rev. (2015) 39: 509–21
73 Mack I. et al.: *Is the impact of starvation on the gut microbiota specific or unspecific to anorexia nervosa? A narrative review based on a systematic literature search.* Curr Neuropharmacol. (2018) 16: 1131–49
74 Seitz J. et al.: *Microbiome and inflammation in eating disorders.* In: Hebebrand J. et al., editors. Eating Disorders and Obesity in Childhood and Adolescence. Philadelphia editors. PA: Elsevier; (2019): 87–92
75 Seitz J. et al.: *The microbiome and eating disorders.* Psychiatric Clin North am. (2019) 42: 93–103
76 Mack I. et al.: *Weight gain in anorexia nervosa does not ameliorate the faecal microbiota, branched chain fatty avid profiles, and gastrointestinal complaints.* Sci Rep. (2016) 6:26753 10.1038/srep26752 (PubMed)
77 Clavel T. et al.: *Microbiome sequencing: challenges and opportunities for molecular medicine.* Expert Rev Col Diagn. (2016) 16: 795–805
78 Neumann H. et al.: *Microbial endocrinology: the interplay between the microbiota and the endocrine system.* FEMS Microbiol Rev. (2015) 39: 509–21
79 Cryan J.F. et al.: *Mind-alterations microorganisms: the impact of the gut microbiota on brain and behaviour.* Nat Rev Neurosci. (2012) 13: 701–12
80 Möhle L. et al.: *Monocytes provide a link between antibiotic induced changes in gut microbiota and*

adult hippocampal neurogenesis. Cell Rep. (2016) 15: 1945–46

81 Schorr M. et al.: *The endocrine manifestations of anorexia nervosa: mechanisms*

82 Roshchina V.: *Evolutionary considerations of neurotransmitters in microbial, plant, and animal cells.* In: Lyte L. et al.: editors. Microbial Endocrinology Interkingdom Signalling in Infectious Disease and Health. New York, NX: Springer; (2010): 17–52

83 Asano Y. et al.: Critical role of gut microbiota in the production of biologically active, free catecholamines in the gut lumen of mice. Am J Physiol Gastrointest Liver Physiol. (2012) 303: G1288–95

84 Vrieze A. et al.: *Transfer of intestinal microbiota from lean donors increases insulin sensitivity in individuals with metabolic syndrome.* Gastroendocrinology (2012) 143: 913–6.e7

85 Wostman B.: *Morphology and physiology, endocrinology and biochemistry.* In: Wostman B.S. editor. Germfree and Gnotobiotic Animal Models. Boca Raton, FL: CRC Press (1996): 43–71

86 Wikoff W.R. et al.: *Metabolic analyses reveals large effects of gut microflora on mammalian blood metabolites.* Proc Natl Acad Sci USA (2009) 106: 3698–703

87 Queipo-Ortoñu M.I. et al.: *Gut microbiota composition in male rat models under different nutritional status and physical activity and its association with serum leptin and ghrelin levels.* PLoS ONE (2013) 8:e65465.10.1371/journal.pone.0065465 /(Pub Med)

88 Rea K. et al.: *The microbiome: A key regulator of stress and neurinflammation.* Neurobiol Stress. (2016) 4: 23–33

89 Roshchina V.: *Evolucionary considerations of neurotransmitters in microbial, plant, and animal cells.* In: Lyte M. et al.: editors. Microbial Endocrinology: Interkingdom Signalling in Infections Disease and Health. New York, NY Springer (2010): 17–52

90 Schorr M. et al.: *The endocrine manifestations of anorexia nervosa: mechanisms and management.* Nat Rev Endocrinol (2017) 13: 174–86

91 Grenham S. et al.: *Brain-gut-microbe communication in health and disease.* Front Physiol (2011) 2: 94

92 Messaoudi M. et al.: *Assessment of psychotropic-like properties of probiotiv formulation (Lactobacillus helveticus R0052 and Bifidobacterium longum R=175) in rats and human subjects.* Br J Nutr (2011) 105: 755–64

93 Smith M I. et al.: *Gut microbiomes of Malawian twin pairs discordant for kwashiorkor.* Science. (2013) 339: 548–54. 10.1126/science.1229000 (PubMed)

94 Möckl S. et al.: *Gut microbiota and* body composition in anorexia nervosa patients in comparison to athletes, overweight, obese and normal weight controls. Int J Eat Disord (2017) 50: 1421–31

95 Jacobson U.: *Gewichtsverlauf von Anorexie und Bulimiepatienten während einer 10-wöchigen stationären psychosomatischen Behandlung, Klassifizierung – Taxonomie – Prognose.* Dissertation, Institut und Poliklinik für Psychosomatische Medizin, Psychotherapie und Medizinische Psychologie der Technischen Universität München, Proc. M. von Rad. 6.12.2000: Seite 15

96 Marzola A.I. et al.: *Nutritional rehabilitation in anorexia nervosa: review of the literature and implications for treatment.* BMC Psychiatry (2013) 13: 290

97 Petra A.I. et al.: *Spectrum of mast cell activation disorders.* Expert Rev Clin Immunol (2014) 10: 729–39

98 Jesus P. et al.: *Alteration of intestinal barrier function during activity-based anorexia in mice.* Clin Nutr Edinb Scotl (2014) 33: 1046–53

99 Kleiman S.C. et al.: *The intestinal microbiota in acute anorexia nervosa and during renourishment: relationship to depression, anxiety, and eating disorder psychopathology.* Psychosom Med (2015) 77: 969–81

100 Million M. et al.: *Correlation between body mass index and gut concentrations of Lactobacillus reuteri, Bifidobacterium animalis, Methanobrevibacter smithii and Escherichia coli.* Int J Obes (2005) 37: 1460–66

101 Dinan T.G. et al.: *Psychobiotics: a novel class of psychotropic.* Biol Psychiatry (2013) 74: 720–26

102 Kelly J.R, et al.: *Cross talk: the microbiota and neurodevelopmental disorders.* Front Neurosci (2017) 11: 490

103 Bambury A. et al.: *Finding the needle in the haystack: systematic identification of psychobiotics.* Br J Pharmacol (2017) 175: 4430–38

104 Dai C. et al.: *VLS3 probiotics exerts the anti-inflammatory activity via PI3k/Akt and NF-kB pathway in rat model of DSS induced colitis.* Mol Cell Biochem (2013) 374: 1–11

105 Tennoune N. et al.: *Bacterial ClbP heat-shock protein, an antigen mimetic of the anorexigenic peptide alpha-MSH, at the origin of eating disorders.* Transl Psychiatry (2014) 4:e458.10.1038/tp.2014.98 (PubMed)

106 François M. et al.: *Increased ghrelin but low ghrelin-reactive immunoglobulins in a rat model of methotrexate chemotherapy-induced anorexia.* Front Nutr. (2016) 3:2310.3389/fnut.2016.00023 (PubMed)

107 Breton J. et al.: *Elevated plasma concentrations of bacterial ClpB protein in patients with eating disorders.* Int J Eat Disord (2016) 49: 805–8

108 Seitz J. et al.: *The microbiome and eating disorders.* Psychiatr Clin North Am (2019) 42: 93–103

109 Raevouri A. et al.: *The increased risk for autoimmune diseases in patients with eating disorders.* PLoS ONE (2014) 9:e104845.10.1371/journal.pone.0104845 (PubMed)

110 Solmi M. et al.: *A case of anorexia nervosa with comorbid Crohn's disease: beneficial effects of anti-TNF-alpha therapy?* Int J Eat Disord (2013) 46: 639–41

111 Santoro A. et al.: *Gut microbiota changes in the extreme decades of human life: a focus on centenarians.* Cell Mol Life Sci CMLS (2018) 75: 129–48

112 Dinan T.G. et al.: *The microbiome-gut-brain axis in health and disease.* Gastroenterol Clin North Am. (2017) 46: 77–89

113 Cani P.D.: *Human gut microbiome: hopes, threats and promises.* Gut (2018) 67: 1716–25

114 Felice V.D. et al.: *Microbiota gut-brain signalling in Parkinson's disease: implications for non-motor symptoms.* Parkinson Relat Disord (2016) 27: 1–8

115 Scheperjans F. et al.: *Gut microbiota are related to Parkinson's disease and clinical phenotype: gut microbiota in Parkinson's disease.* Mov Disord (2015) 30: 350–8

116 Kelly J.R. et al.: *Transferring the blues: depression-associated gut microbiota induces neurobehavioural changes in the rat.* J Psychiatr Res (2016) 82: 109–18

117 Kang D.W. et al.: *Microbiota transfer therapy alters gut ecosystem and improves gastrointestinal and autism symptoms: an open-label study.* Microbiome (2017) 5: 10.10.10.1186/s40168-016-0225-7 (PubMed)

118 Zwipp J. et al.: *Serum brain-derived neurotrophic factor and cognitive functioning in underweight, weight-recovered and partially weight recovered females with anorexia nervosa.* Prog Neuropsychopharmacol Biol Psychiatry (2014) 54: 163–9

119 Desbonnet L. et al.: *Gut microbiota depletion from eraly adolescence in meice: iplications for brain and behaviour.* Brain Behav Immun. (2015) 48: 165–73

120 Möhle L. et al.: *Monocytes provide a link between antibiotic-induced changes in gut microbiota and adult hippocampal neurogenesis.* Cell Rep (2016) 15: 1945–56

121 Seitz J. et al.: *Brain morphological changes in adolescent and adult patients with anorexia nervosa.* J Neural Transm (2016) 123: 949–59

122 Seitz J. et al.: *Brain volume reduction predicts weight development in adolescent patients with anorexia nervosa.* J Psychiatr Res (2015) 68: 228–37

123 Kaye W.H. et al.: *Does a shared neurobiology for foods and drugs of abuse contribute to extremes of food ingestion in anorexia an bulimia nervosa?* Biol Psychiatry (2013) 73: 836–42

124 Mack I. et al.: *Weight gain in anorexia nervosa does not ameliorate the faecal microbiota, branched chain fatty acid profiles and gastrointestinal complaints.* Sci Rep (2016) 6: 26752 10.1038/srep26752 (PubMed)

125 Geirnaert A. et al.: *Butyrate-producing bacteria supplemented in vitro to Crohn's disease patients microbiota increased butyrate production and enhanced intestinal epithelial barrier integrity.* Sci. Rep. (2017) 7: 11450.10.1038/s41598-017-11734-8 (PubMed)

126 Vieira A.T. et al.: *New insights into therapeutic strategies for gut microbiota modulation in inflammatory diseases.* Clin Transl Immunol (20165:e87.10.1038/cti.2016.38 (PubMed)

127 Holzer P. et al.: *Neuropeptides and the microbiota-gut-brain axis.* Adv Exp Med Biol (2014) 817: 195-219.10.1007/978-1-4939-0897-4_9 (PubMed)

128 Ruusunen A. et al.: *The gut microbiome in anorexia nervosa: relevance for nutritional rehabilitation.* Psychopharmacology (Berl) 2019 Jan 5. Doi:10.1007/s00213-018-5159-2 (Epub)

129 Robert Koch Institut: *Übergewicht und Adipositas in Deutschland; werden wir immer dicker?* Folie 8-9/http//www.rki.DE/Content/Gesundheits

monitoring/Studien/Degs/degs_1/Symposium/degs_uebergewicht_adipositas.pdf? abgerufen am 12.2.2016

130 Odgen C.L. et al.: *Prevalence and obesity in the United States. 1999–2004* JAMA Band 295, Nr. 13, April 2006, S. 1449–55

131 Memento der idefics-Studie com 29. April 2014 (http//web.archive.org/web/2014049075828/http//idefics.eu/idefics/language?lan=de)

132 Redaktion Süddeutsche Zeitung: *Fast die Hälfte der Amerikaner wird fettleibig sein.* Süddeutsche Zeitung, 29. Juni 2012, abgerufen am 9.2.2014 (http//www.sueddeutsche.de/gesundheit/uebergewicht-im jahr-fast-die-haelfte-der-amerikaner-wird-fettleibig-sein.1353465)

133 Stunkard A.J. Et al.: *The body mass index of twins who have been reared apart:* New Engl J med 322 (21) Mai 1990 S. 1483–87 ISSN 0028-4793 PMID 2336075

134 Stunkart A.J. et al.: *An adoption study of human obesity:* New Engl J of Med 314 (4) Januar 1986, S. 193–98, PMID 3941707

135 Deutsche Gesellschaft für Ernährung. Presseinformation: *Pränatale Einflussfaktoren für späteres Übergewicht und Adipositas identifiziert.* 16.2.2011 (www.kn-adipositas.de, abgerufen am 8.6.2019

136 Stanford K. et al.: *Paternal Exercise Improves Glucose Metabolism in Adult Offspring* Diabetes. 2018 Dec; 67 (12): 2530–40

137 Barker D. et ak,: *Infant mortality, childhood nutrition, and ischaemic heart disease in England and Wales. Lancet.* **327** *(8489): 1077–1081.* doi:10.1016/s0140-6736(86)91340-1

138 Günter J. et al.: *Pränatale Einflussfaktoren für späteres Übergewicht und Adipositas* Deutsch Gesellschaft für Ernährung,-aktuell-01-2009: Prävaevention-beginnt-bereits-im-Mutterleib. pdf

139 Resterneyer S.: *Prävention beginnt bereits im Mutterleib* DGE-Pressemitteilung-aktuell-01-2009

140 Vera Studie: *Lebensmittel- und Nährstoffaufnahme in der BRD (1985–89)* VERA Schriftenreihe Band XII, Wissenschaftlicher Fachverlag, Niederkleen, 1994

141 Sarah C. et al.: *Soda Consumption During Ad libitum Food intake predicts Weight Change.* In J of the Academy of Nutrition and Dietetics 2013. Doi:10.1016/ j.jand..2013.09.016

142 Lynne M. et al.: *BMI and sugar sweetened beverages consumption in relation to changes in boy fatness over 6 an 12 years among 9-year-old Children: The European Youth Heart Study. In:* Obesity. 2013 S.n/a-n/a, doi:10.1002/oby.20665

143 Cara B. et al.: *Sugar-sweetened beverages and body weight.* In: Current Opinion in Lipidology. 2013 S. 1

144 Jenkins D.J. et al.: Glycemic index overview of implications in health and disease. Am J Clin Nutr 2002 (76) 266–273

145 Salmeron J. et al.: Dietary fiber, glycemic load, and risk of non-insulin-dependent diabetes mellitus in women. JAMA 1997 (227), 472–77

146 Salmeron J.: Dietary fiber, glycemic load, and risk of NIDDM in men. Care 1997; 20545–50

147 Liu S. et al.: A prospective study of dietary glycemic load and risk of myocardial infarction in women. Am J clin Nutr 2000; 71 1455–61

148 Jeppersen J. et al.: Effect of low-fat, high carbohydrate diets on risk factors for ischemic heart disease in postmenopausal women. Am J Clin Nutr 1997; 65 1027–33

149 Liu S. et al.: A prospective study of dietary fiber and risk of cardiovascular disease among women. Am J Coll Cardiol 2002; 39 49–56

150 Rimm E.B. et al.: Vegetable, Fruit and dietary fiber intake and risk of coronary heart disease among men. JAMA 1996; 275 447–51

151 Pietinen P. et al.: Intake ofdietary fiber and coronary heart disease in a cohort of Finnish men: the Alpha tocopherol, Beta-Caroten Cancer Prevention Study. Circulation 1996; 94; 2720–27

152 Wolk A.A. et al.: Long term intake of dietary fiber and decreased risk of coronary heart disease among women. JAMA 1999; 281 1998–2004

153 Jacobs D.R. et al.: Fiber from whole grains, but not refined grains, is inversely associated with all-cause mortality in older women: the JOWA women-health study. J Am Coll Nutr 2000; 19 (3suppl) 236 129–33

154 Bircher-Benner M.O.: *Eine neue Ernährungslehre.* Wendepunkt Verlag Berlin, Leipzig, Zürich, 10. Auflage, 1945

155 Bircher-Benner M.O.: Grundzüge der Ernährungstherapie auf Grund der Energie-Spannung der Nahrung. Verlag Otto Salle, Berlin, 1905 und 1905

156 Kasnacev V.P.: in Jezowska-Trzebiatovska B. et al.: Photon emission from biological systems,

proceedings of the first international Symposium, Wroclav, Pland Jan. 1986

157 Bischof M.: Biophotonen, das Licht in unseren Zellen. ISBN 3-86150-095-7

158 Popp F.A.: Biologie des Lichtes, Grundlagen der ultraschwachen Zellstrahlung. Verlag Paul Parey, ISBN 3-489-61734-7

159 Popp F.A.: Unsere Lebensmittel in neuer Sicht. ISBN 3-596-11459-4

160 Van Vijck R. and E. Utrecht Univeriy: *An Introduction to Human Biophoton Emission.* Forsch Komplementärmed. Klass. Naturheilkd. 1005, 12 S.77–83

161 Prigogine I. et al.: *Dialog mit der Natur.* Piper Verlag München, ISBN 3-492-11181-5

162 Pischinger A.: Das System der Grundregulation, Grundlagen für eine ganzheitsbiologische Theorie der Mediin. Huat-Verlag, Heidelberg, 1990. 8. erweiterte Auflage, ISBN 3-7760-1183-1

163 Jezowska-Trzebiatowska et al. Photon emission from biological systems, proceedings oft he first international Symposium, Wroclav, Pland Jan, in Popp. F.A.: Biologie des Lichtes, Grundlagen der ultraschwachen Zellstrahlung, Paul Parey-Verlag, ISBN 3-489 61734-7

164 Bischof M.: *Biophotonen: das Licht in unseren Zellen.* Verlag 2001, ISBN 3-86150 -095-7

165 Van Vijck R. et al.: *An Introduction to Human Biophoton Emission.* Utrecht University Forsch. klass. Naturheilkunde. 1005, 12, S.77–83

166 Pischinger A.: Das System der Grundregulation, Grundlagen für eine ganzheitsbiologische Theorie der Medizin, Haug-Verlag Heidelberg, 1990, ISBN 3-7760-1183-1

167 Bircher-Benner M.O.: *Die Verhütung des Unheilbaren.* Wendepunkt-Verlag Zürich, Leipzig, Wien, 2.Auflage, Seite 58

168 Kollenbach D.: Maximilian Oskar Bircher-Brenner (1867–1939), Dissertation, Verlag der Medizinischen Fakultät der Universität Köln, 1974

169 Liu X.N. et al.: *effect of health literacy and exercise focused interventions on glycemic control in patients with type 2 diabetes in China.* Abstract available in Chinese from the publisher. 2018, mar 10 39 (3) 357–62 doi:10.3760cma.j.issn0254 6450 2018.03.021

170 Poblete-Aro C. et al.: *Exercise and oxydatives stress in type 2 diabetes mellitus.* Rev Med Chil. 2018 Mar; 146 (3): 362–372. doi: 10.4067/s0034-98872018000300362. Spanish. PMID: 29999107

171 Szilágyi B. et al: Sports therapy and recreation exercise program in type 2 diabetes: randomized controlled trial, 3-month follow-up. J Sports Med Phys Fitness. 2018 Jul 9. doi: 10.23736/S0022-4707.18.08591-2. [Epub ahead of print] PMID: 29991214

172 Gorres-Martens B.K. et al.: *Exercise prevents HFD- and OVX-induced type 2 diabetes risk factors by decreasing fat storage and improving fuel utilization.* Physiol Rep. 2018 Jul; 6 (13): e13783. doi: 10.14814/phy2.13783

173 Le May-Roussel S. et al.: *Associations of Weekday and Weekend Sleep with Children's Reported Eating in the Absence of Hunger.* Nutrients. 2019 Jul 20; 11 (7). PMID:31330788. SOI: 10.3390/nu11071658

174 Zhang Z. et al.: *The cross-sectional and prospective assoviations between sleep characteristics and adiposity in toddlers: Results from a the GET UP! Study.* Pediatric Obes. 2019 Jul 3: e12557. Doi: 10.1111/ijipo. 12557 PMID:31270962 DOI:10.1111/ijpo.12557

175 Derks IPM et al.: *Association of Infant Sleep Duration with Body Composition and Cardiovascular Health to Mid-Adolescence: The PEAS Kids Growth Study.* Child Obes 2019 Sep: 15 (6): 379–86 PMID:31219339

176 Papandreou C. et al.: *High sleep variability predicts a blunted weight loss response and short sleep duration a reduced decrease in waist circumference in PREDIMED-Plus Trial.* Int J Obes (Lond) 2019 Jun 19. Doi: 10.1038/s41366-019-0401-5

177 Wang J. et al.: *Sleep Duration and Adiposity in Children and Adults: Observational and Mendelian Randomization Studies.* Obesity (Silver Spring). 2019 Jun; 27 (6): 1013–22. PMID:31067017

178 LeMay-Russell S. et al.: *Associations between Weekday and Weekend Sleep with Children's Reported Eating in the Absence of Hunger.* Nutrients 2019 Jul 20; 11 (7)

179 Bogaerts A. et al.: *Obesity and pregnancy, and epidemiological and intervention study from a psychosocial perspective.* Facts Views Vis Obgyn 2014; 6 (2): 81–95 PMID:25009731

180 Plagemann J. et al.: *Adipositas als Risiko in der Perinatalmedizin.* Springer, München, 2010: 62–72

181 Harder T. et al.: *Adipositas und perinatale Programmierung.* In Plagemann A. et al.: *Adipositas als risiko in der Perinatalmedizin.* Springer, München: 72–81

182 Koletzko B. et al.: *Prävention der kindlichen Adipositas durch die Säuglingsernährung.* Monatssch Kinderhilkd 158, 2010: 92–101

183 Penicaud L. et al.: *The autonomic nervous system, adipose tissue plasticity and energy balance.* Nutrition 2000; 16 (10): 903–8

184 Kaplan M. et al.: *The relationship of body weight to suicide risk among men and women.* The Journal of Nervous and Mental Disease 2007; 11: 948–51

185 Thornton L.M. et al.: *Anorexia nervosa, major depression, and suicide attempt: shared genetic factors.* Suicide Life Threat Behav 2016 oct; 46 (5): 525–34

186 Wade T.D. et al.: *Shared temperament risk factors for anorexia nervosa: a twin study.* Psychosom Med 2008 Feb, 70 (2): 239–44

187 Thornton L.M. et al.: *A comparison of personality, life events, comorbidity and health in monozygotic twins discordant for anorexia nervosa.* Twin Res Hum Genet 2017 Aug; 20 (4): 310–18

188 Kanakam N. et al.: *Altered reward reactivity as a behavioural endophenotype in eating disorders: a pilot investigation in twins.* Eur Eat Disord Rev 2017 May; 25 (3): 195–204

189 Hunna J. et al.: *Genome-wide association study identifies eight risk loci and implicates metabo-psychiatric origins for anorexia nervosa.* Nature Genetics 512019: 2007–14

190 Duncan L. et al.: *Significant locus and metabolic genetic correlations revealed in genome-wide association study of anorexia nervosa.* Am J Psychiatry (2017) Sep 1; 174 (9): 850–58

191 Hübel C. etal.: *Rigor and reproducibility in genetic research on eating dosorders.* Int J Eat Disord 2018 Jul; 51 (9) 593–607

192 Bulik C.M. et al.: *Genetics of eating disorders: what the clinician needs to know.* Psychiatr Clin North Am 2019 Mar; 42 (1): 59–73

193 Odent M.: *Autism and anoexia nervosa: two facets of same disease?* Med Hypotheses 2010 Jul; 75 (1): 79–81

194 Frieling H. et al.: *Genetische Aspekte der Essstörungen:* Handbuch Esstörungen und Adipositas, Springer, Heidelbert, 2008: 62–66

195 Frieling H. et al.: *Global DANN hypomethylation and DNA hypermethylation of alpha synuclein promoter in females with anorexia nervosa.* Mol Psychiatry 12: 229–30

196 Hinney A et al.: *Genetic risk factors in eating disorders.* Am J Pharmacogenomics 4: 209–23

197 Hicks White A.A. et al.: *The relationship between trauma and weight status among adolescents in eating disorder treatment.* Appetite 2018 Oct 1; 129: 62–69

198 Monteleone A.M. et al.: *Parental bonding, childhood maltreatment and eating disorder psychopathology: an investigation of their interactions.* Eat Weight Disord 2019 Feb 7: doi: 10.1007/s40519-019-00649-0 (Pubmed)

199 Monteleone A.M. et al.: *Che association between childhood maltreatment and eating disorder psychopathology: A mixed model investigation.* Eur Psychiatry s019 Sept; 61: 111–118

200 Gander M. et al.: *Disorder-specific attachment characteristics and experiences of childhood abuse and neglect in adolescents with anorexia nervosa an major depressive episode.* Clin Psychol Psychother 2018 Nov; 25 (6): 894–906

201 Pugh M. et al.: *Childhood trauma, dissociation, and the internal eating disorder „voice".* Child abuse Negl.2018 Dec; 86: 197–205

202 Salbach H. et al.: Familienorientierte Gruppentherapie zur Behandlung von Patientinnen mit Anorexia und Bulimia nervosa eine Pilotstudie. Zeitschrift für Kinder- und Jugendpsychiatrie und Psychotherapie (2006), 34, pp. 267–274

203 Estour B. et al.: *Differentiating constitutional thinness from anorexia nervosa in DSM era.* Psychoneuroendocrinology 2017Oct: 94–100

204 German N. et al.: *Specific appetite, energetic and metabolomics responses to fat overfeeding in resistant-to-bodyweight-gain constitutional thinness.* Nut. Diabetes. 2014 Jul 14; 4e126

205 Ling Y. et al.: *Rational and design of an overfeeding protocol in constitutional thinness: Understanding the physiology, metabolism and genetic background of resistance to weight gain.* Ann Endocrinol (Paris), 2016 Oct; 77 (5): 563–69

206 Tisdale M.J. et al.: *Cachexia in cancer patients.* Nat Rev Cancer 2, 2002, S.862–71

207 Zurcher G.: *Anorektisches Syndrom.* Z Gastroenterology 40, 2002: 71–75

208 Meier R.: *Pathogenese der Tumorkachexie.* (http:www.rosenfluh.ch/images/stories/publikationen/sze/04-2007/03_Kachexie_Meier_4.07.pdf) (PDF; 110 kB) In: Schweizerische Zeitschrift für Ernährungsmedizin 4, 2007

209 Tisdale M.J.: *Mechanism of cancer cachexia.* Physiol Rev 89, 2009: 381–410 PMID:19342610 (Review)

210 Tisdale M.J.: *Proteolysis-inducing Factor in Cancer Cachexia. In: Cachexia and Wasting: a Modern Approach.* Verlag Springer, 2006: 483–88

211 Tisdale M.J.: *Biology of cachexia.* J Natl Cancer Inst 89, 1997: 1763–73

212 Bing C. et al.: *Zinc Alpha2-glykoprotein, a lipid mobilizing factor, is expressed in adipocytes and is upregulated in mice with cancer cachexia.* PNAS 101, 2004: 2500–2505

Stichwortverzeichnis